当代中医外治临床丛书

颈肩腰腿痛
中医特色外治 186 法

总主编　庞国明　林天东　胡世平　韩振蕴　王新春
主　编　张景祖　朱恪材　范志刚　娄　静　李芳莉

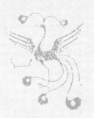

U0206012

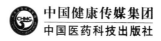

中国健康传媒集团
中国医药科技出版社

内 容 提 要

本书搜集了近几十年颈肩腰腿痛病症的中医特色外治疗法，并结合现代临床实践编撰而成。本书分为"概论"和"临床应用"两大部分。其中概论部分从颈肩腰腿痛中医外治法的理论基础、作用机制、提高临床疗效的思路与方法，以及应用的注意事项等方面进行阐述；临床应用部分以病为纲，每种疾病从处方、用法、适应证、注意事项、出处、综合评按等方面对药物外治法、非药物外治法进行详细介绍。本书内容系统全面，对从事颈肩腰腿痛治疗的临床医生有一定的参考作用。

图书在版编目（CIP）数据

颈肩腰腿痛中医特色外治 186 法 / 张景祖等主编 . — 北京：中国医药科技出版社，2021.5

（当代中医外治临床丛书）

ISBN 978-7-5214-2341-9

Ⅰ . ①颈… Ⅱ . ①张… Ⅲ . ①颈肩痛—中医治疗法—外治法 ②腰腿痛—中医治疗法—外治法 Ⅳ . ① R274.915

中国版本图书馆 CIP 数据核字（2021）第 035624 号

美术编辑 陈君杞
版式设计 也 在

出版 **中国健康传媒集团** ┃ 中国医药科技出版社
地址 北京市海淀区文慧园北路甲 22 号
邮编 100082
电话 发行：010-62227427 邮购：010-62236938
网址 www.cmstp.com
规格 710×1000mm $^1/_{16}$
印张 9 $^1/_4$
字数 152 千字
版次 2021 年 5 月第 1 版
印次 2024 年 4 月第 2 次印刷
印刷 三河市万龙印装有限公司
经销 全国各地新华书店
书号 ISBN 978-7-5214-2341-9
定价 35.00 元

版权所有 盗版必究
举报电话：010-62228771
本社图书如存在印装质量问题请与本社联系调换

获取新书信息、投稿、为图书纠错，请扫码联系我们。

《当代中医外治临床丛书》
编委会

审稿专家（按姓氏笔画排序）

王艳君　刘　俊　刘旭生　刘志龙　刘学勤

刘建芳　李　鲜　李俊德　杨国强　吴一帆

张京春　张振贤　胡学军　贾　波　倪　青

符绩雄　彭敬师　谢　胜

总　主　编　庞国明　林天东　胡世平　韩振蕴　王新春

副总主编（按姓氏笔画排序）

王宏献　王凯锋　王清峰　王喜聪　吕志刚

朱庆文　刘子明　刘世恩　刘静生　闫　镛

闫金才　李少阶　吴海明　吴德志　张　海

张景祖　陆润兰　陈中良　陈卷伟　武洪民

范志刚　姜卫中　洪新田　姚益猛　郭子华

寇绍杰　韩建涛　韩素萍　楼正亮

编　　委（按姓氏笔画排序）

弓意涵　马　贞　马宇鹏　王　珂　王　虹

王　娅　王　娟　王　康　王　琳　王　强

王　鑫　王卫国　王传海　王红梅　王志强

王利平　王银姗　尹贵锦　孔丽丽　双振伟

甘洪桥　艾为民　龙新胜　平佳宜　卢　昭
叶　钊　叶乃菁　付永祥　代珍珍　朱　琳
朱　璞　朱文辉　朱恪材　朱惠征　刘　辉
刘宗敏　刘建浩　刘鹤岭　许　亦　许　强
阮志华　孙　扶　苏广兴　李　松　李　柱
李　娟　李　慧　李　淼　李义松　李方旭
李玉柱　李正斌　李亚楠　李军武　李红梅
李宏泽　李建平　李晓东　李晓辉　李鹏辉
杨玉龙　杨雪彬　吴先平　吴洪涛　宋震宇
张　平　张　芳　张　侗　张　挺　张　科
张　峰　张云瑞　张亚乐　张超云　张新响
陈　杰　陈　革　陈丹丹　陈宏灿　陈群英
武　楠　岳瑞文　金　凯　周　夏　周克飞
周丽霞　庞　鑫　庞国胜　庞勇杰　庞晓斌
郑晓东　孟　彦　孟红军　赵子云　赵庆华
赵海燕　胡　权　胡永召　胡欢欢　胡秀云
胡雪丽　南凤尾　柳国斌　柳忠全　闻海军
娄　静　姚沛雨　钱　莹　徐艳芬　高言歌
郭　辉　郭乃刚　黄　洋　黄亚丽　曹秋平
曹禄生　龚文江　章津铭　寇志雄　谢卫平
靳胜利　鲍玉晓　翟玉民　翟纪功

编撰办公室主任　韩建涛

编撰办公室副主任　王凯锋　庞　鑫　吴洪涛

本书编委会

主　编　张景祖　朱恪材　范志刚　娄　静
　　　　李芳莉

副主编（按姓氏笔画排序）

　　　　王凯锋　杜欣冉　李正斌　李亚楠
　　　　张　曼　张文合　庞国胜　孟　彦

编　委（按姓氏笔画排序）

　　　　王　刚　王秋妍　刘　禹　刘　洋
　　　　刘浩楠　李　刚　李士成　李军武
　　　　杨天颖　吴　炜　吴先平　张　玲
　　　　张洪岩　邵荣荣　罗　磊　庞　鑫
　　　　赵文龙　赵晓朦　胡万琴　贾俊平
　　　　郭宏磊　唐　晨　康书慧　彭丽岚
　　　　蔡　露

良工不废外治

——代前言

中医外治法是中医学重要的特色标志之一。在一定程度上讲，它既是中医疗法乃至中医学的起源，也是中医药特色的具体体现。中医外治法经历了原始社会的萌芽、先秦时期的奠基、汉唐时期的发展、宋明时期的丰富、清代的成熟以及当代的完善与发展。尤其是近年来，国家中医药管理局高度重视对中医外治法的发掘、整理与提升，并且将其作为中医医院管理及中医医院等级评审的考评指标之一，极大地推动了中医外治法在临床中的应用和推广。中医外治法与内治法殊途同归、异曲同工，不仅可助提临床疗效，而且可以补充内治法的诸多不足，故自古就有"良工不废外治"之说。因此，中医外治法越来越多地得到各级中医管理部门、各科临床一线医护人员的高度重视和青睐。

近年来，中医外治法的发掘、整理、临床应用研究虽然受到高度重视，但惜于这许许多多的传统与现代新研发的外治疗法散见于各个期刊、著作等文献之中，不便广之，尤其是对于信息手段滞后及欠发达地区的基层医务人员来说，搜集资料更加困难，导致临床治疗手段更是受到了极大的限制。为更好地将这些疗法推广于临床各科，更好地弘扬中医特色外治疗法，在上海高品医学激光科技开发有限公司、河南裕尔嘉实业有限公司的支持与帮助下，我们组织了全国在专科专病领域对外治法有一定研究的 50 余家中医医院的 260 余位临床专家编撰了这套《当代中医外治临床丛书》。本丛书以"彰显特色、简明扼要、突出实用、助提疗效"为宗旨，每册分为概论和临床应用两大部分。其中概论部分对该专病外治法理论基础、常用外治法的作用机制、提高外治临床疗效的思路与方法以及应用外治法的注意事项五个方面进行阐述；临床应用部分以病为纲，每病通过处方、用法、适应证、注意事项、出处、综合评按六栏对药物外治法、非药物外治法进行详细介绍。尤其是综合评按一栏，在对该病所选外治法进行综合总结分析的基础上，提出应用外治法的要点、心得体会、助提疗效的建议等，乃本书的一大亮点，为读者正确选用外治方法指迷导津，指向领航。本套丛书共分为内科、外科、妇科、儿科、五官科、皮肤科、男科、骨伤科、肛肠科、康复科十大类 20 个分册，总计约 300 万字。其中，书名冠以"××法"，实一方为一法。希望本套丛书的出版能为广大中医、西医、中西医结合临床工作者提供一套实用外治疗法参考书。

由于时间仓促，书中难免有不足之处，盼广大读者予以批评指正，以利再版时修订完善！

庞国明

2021 年 3 月

编写说明

　　颈肩腰腿痛是临床常见病症，对人们的工作和生活影响极大，多为慢性劳损及无菌性炎症引起的以病患部位疼痛、肿胀，甚至功能受限为主的一组病症。我国50岁左右的人群中约有25%的人曾经或正在被颈肩腰腿痛困扰，该病症在60岁左右的人群中患病率达50%，在70岁左右的人群中患病率几乎达到100%。随着社会人口日趋老龄化，以及人们的生活压力随着社会经济生活的高速发展而逐渐增大，间接导致生活方式不合理，致使颈肩腰腿痛的发病率呈逐年上升趋势。中医治疗颈肩腰腿痛的方法内容丰富，尤其是中医的特色外治疗法，千百年来以其独特的理论体系和丰富的诊疗方法，受到世人瞩目。近年来，广大医务工作者不断探索与实践，积累了更加丰富的临床经验。

　　中医对颈肩腰腿痛的外治法，除传统的药物外治、推拿、针灸等方法外，近年来又出现了与西医学及现代科学相结合而创造出来的中药离子导入法、针刀疗法、硬膜外中药治疗等新疗法，这不仅提高了颈肩腰腿痛的临床疗效，而且大大丰富了中医治疗学的内涵。为了系统总结这些治疗方法，使之更好地为临床服务，我们特组织十几家医院的临床医生将近几十年正式出版、发表的相关中医外治法加以总结、整理，并结合临床实践，编撰而成本书。

本书博采众家为一体，以指导临床诊治为宗旨，突出颈肩腰腿痛治疗中以中医外治法为核心的方案。本书以临床实用为原则，突出重点，实用性强，是一本较为完善和实用的中医外治法临床用书。

　　本书主要面向从事颈肩腰腿痛临床工作的广大基层中医、西医、中西医结合医疗、护理工作者及医学院校师生。患者及其家属可以阅读了解，但不能擅自使用，需在专业医师指导下应用。

　　由于编者水平所限，不妥之处，敬请广大读者予以指正，以便再版时修订完善。

编者

2021 年 3 月

目 录

第一章

概论

第一节　外治法历史渊源及发展

中医外治法是中医治疗学的重要组成部分，是我国劳动人民几千年来，在与疾病做斗争中总结出来的一套独特的、行之有效的治疗方法。

甲骨文的"殷墟卜辞"中已经有了不少关于中医外治的记载，据统计，有 22 种疾病使用了外治疗法。在中医经典著作《黄帝内经》中，全面系统地阐述了人体解剖、生理、病理、诊断、治疗等内容，其中的治疗部分，还较详细地论述了中药外治的方法和内容。如《素问·血气形志篇》有"形苦志乐，病生于筋，治之以熨引"的论述。医圣张仲景继承和发展了《内经》《难经》理论，创立了辨证论治体系，撰写了理法方药较完备的《伤寒杂病论》。该书不仅收载了许多行之有效的内服方（被后世称为"经方"），还介绍了不少外治方法，有些虽为救误而设，但也反映出这些外治法在当时已被广泛应用于临床。其中的点药烙法、吹喉法、嗜鼻法、舌下含药法、导法、扑粉法等外治法在此前的古籍中鲜有记载。而且所列举的诸法，有证有方，方法齐备，如治寒湿带下用棉花包裹蛇床子散，纳阴道；治服用大青龙汤出汗过多，"用温粉扑之"。晋代葛洪的《肘后备急方》首次记载了用生地黄捣烂外敷治伤，用软膏剂贴敷治疗金疮，并收录了大量外用膏药，如续断膏、丹参膏、雄黄膏、五毒神膏等，且注明了具体的制用方法。此外，葛氏竹管导尿等药物急救外治法的运用，诚为临床急救之端倪。晋末还出现了我国现存的第一部外科专著《刘涓子鬼遗方》，全书收方 151 首，其中外治方 89 首。

唐代是我国方剂学发展的鼎盛时期，对中医外治法的研究也蔚然成风。孙思邈除了用外治法治疗常见内疾，还用以救急。孙氏尤善外用药物治疗儿科疾患，仅《备急千金要方》和《千金翼方》二书就收载了 27 种 290 条之多，大大丰富了中医儿科的外治内容，同时还倡导"无病之时"用膏摩囟上及足心以避"寒心"，在胸前佩戴"太乙流金散"，以"辟瘟疫"。

宋元明时期，诸子蜂起，百家争鸣，推动了整个中医学的迅速发展，也极大地丰富了中医外治法的内容，此时已出现将中医外治法和其他学科相互渗透与结合的运用研究。如把敷药法和经络腧穴的特殊功能结合起来，创立了穴位敷药法，大大提高了临床疗效。这一时期，中医外治法已被广泛应用于内、外、妇、儿、皮肤、五官等各科疾患的治疗。其中，最具代表性的成书是明代的《本草纲目》，其中汇集了千种资料，荟萃明代及此前单验方万余首，内治、外治并重，收载了涂、扑、擦、吹、含漱、口噙、敷、摩背、含咽、导下、坐药、吹鼻、塞鼻、热浴等数十种中医外治法。

由于宋、元、明时期的许多医家对外治方法的重视，使其治疗范围不断扩大，方法、制剂等不断完善，这为清代中医外治法应用的趋于成熟奠定了基础。清代是我国医学发展的鼎盛时期，也是中医外治法发展较为成熟的阶段，其间群贤辈出，名著大作相继刊行，以《急救广生集》《理瀹骈文》等中医外治专著为代表。其中，中医外治法的第一部专著是在清嘉庆十年（1805 年）问世的《急救广生集》。该书参考 400 余种医书，集历代外治疗法之大成，共分 10 卷，计收病症约 400 种。该书详细介绍了所收病症的外治方法，并强调在治疗过程中还应当注意"饮食忌宜""加时加逆""戒色"等，在卷末收录了药用引节要、用药戒、制剂法等六篇附录。综观全书，分门别类，颇便导览，是后世研究和应用外治法的鼻祖，其所载方药疗效彰著，时至今日仍为临床沿用。如上所述，中医外治法发展到清代，以中医外治专著的问世和理论体系的初步确立为其成熟标志。

新中国成立以后，尤其是近 10 年来，中医外治法的理论研究日渐深入，或发前贤之未发，论前人之未述，特别是借助现代科学手段对中医外治方法、作用机制的研究，以及用现代科学观念对外治理论的系统整理，是历代外治专论专著所不及的。结合现代科学技术手段对其进行综合研究，使中医外治新方法、新器具、新剂型不断产生，提高了传统方法的疗效，丰富了理论上的内容。

总之，中医外治法作为一门既古老又崭新的分支学科，在新的时代进入了一个更为成熟和完善的时期。

第二节　颈肩腰腿痛的常用外治法

外治法是运用药物，或手法，或手术配合专科器械，直接施于患者体表或颈肩腰腿的局部病变部分，从而达到治疗目的的一种疗法。其在颈肩腰腿痛的治疗中占有重要地位，故临床上多采用外治法进行治疗。外治法可单独应用，亦可与内治法结合使用。现介绍几种常用的外治法。

一、药物外治法

（一）热敷法

热敷法是将药物和适当的辅料进行加热处理后，敷于患部或所取腧穴，并借助温热之力，使药性通过皮肤毛孔，循经运行，内达脏腑，从而起到祛邪扶正、舒畅气机、调理脏腑阴阳等功效的一种外治方法。热敷法在我国有着悠久的历史，古人很早就已经知道应用火烤过的石块来熨治关节疼痛类病症。《史记·扁鹊仓公列传》记载了用热敷法治疗虢国太子昏迷的病案。此法不仅可用于治疗局部病变，而且可用于治疗全身性疾病。

1. 治疗原理

（1）局部及腧穴刺激作用：通过使用具有一定刺激作用的药物，热敷体表局部，使局部血管扩张，加速血液循环，改善周围组织的营养，可起到消炎退肿的作用。

（2）调节经络系统平衡的作用：利用药物的温热性能及外加热力，刺激局部经络穴位，可温通经络，行气活血，调节平衡，起到保健、治病的作用。

（3）药物的自身作用：药物通过皮下组织，在局部产生药物浓度的相对优势，从而发挥较强的药理作用。另外，将中药贴敷于体表腧穴，药物、热刺激可使局部血管扩张，血液循环加快，促进药物的渗透、吸收、传播，增加全身效应。

2.疗法分类

（1）药包热敷：将选好的药物在砂锅内煮热，用布包裹、贴敷患处或穴位。每次热敷时间一般不宜超过 30 分钟，每日 2 次。

（2）药饼热敷：将药物研极细末，加入适量面粉做成饼状，或蒸或烙；或用面粉蒸饼，将药物细末置于热饼之上，贴敷患处或穴位，凉后即换。

（3）药末热敷：将选用的药物共研细末，或捣烂，直接放置在一定的部位或穴位进行加热贴敷。

（4）药液热敷：将药物煮熬，用纱布吸取药液，直接敷于患病部位。

3.注意事项

（1）严格掌握热敷的温度，以患者能耐受为度，温度过高易烫伤皮肤，过低则影响药效的渗透。

（2）操作过程中要经常询问患者的反应，如果出现头晕、头痛、心悸、呕恶等不适及皮肤烫伤、擦伤、过敏等现象，应及时停止治疗。

（3）皮肤感染、破损处，不得施以本法，以防感染。

（4）由于治疗时要充分暴露患处或治疗部位，寒冷季节应有取暖设备，以免受凉。

（二）熏蒸法

熏蒸法是指选用有特定治疗作用的药物煎汤，利用热蒸汽熏蒸患处；或利用焚烧烟熏所产生的温热药气熏蒸患处，通过皮肤毛窍作用于机体而起到祛风除湿、疏通气血、活血化瘀、祛邪扶正等作用的一种治疗方法。在长沙马王堆汉墓出土的《五十二病方》中已载有将蘧和酒煮沸，用产生的热气熏蒸治疗伤科疾病。《黄帝内经》中记录了用椒、姜、桂和酒煮，熏治关节肿胀、疼痛、屈伸不利的方法。唐代孙思邈所著《备急千金要方》中记载了许胤宗治柳太后中风不语的医案，即是用大剂量黄芪防风汤熏蒸而使其苏醒。清代吴尚先所著《理瀹骈文》中已记载熏蒸方药 20 余首，涉及多种疾病的治疗。

1. 治疗原理

熏蒸法是通过热疗、药疗的双重作用而取效。热疗能疏松腠理，开发汗孔，活血通经，松弛痉挛的肌筋；药疗能对症治疗，疗病除疾。二者配合而用，发挥散寒除湿、发汗祛风、温通经络、除痹止痛等作用，从而加速血液、淋巴液的循环，促进新陈代谢，加快代谢产物的清除；同时，由于热能的作用，促使皮肤、黏膜充血，有利于对药物的吸收，提高体内药物浓度。该法适用于运动系统疾病、慢性风湿性疾病、周围血管循环障碍等疾病。

2. 疗法分类

熏蒸法可分为烟熏法和蒸汽法，蒸汽法又包括全身蒸汽法和局部蒸汽法。

（1）烟熏法：将选用的中草药燃烧后，取其烟气的热力，起到促进气血流畅、杀虫止痒等作用。多用于治疗痹证、皮肤病等。

（2）蒸汽法：是通过热、药的双重作用，使蒸汽对全身作用的一种气雾沐浴法，适用于对全身或局部病痛处进行熏蒸，促使局部症状缓解和功能康复。

①全身蒸汽法分为室内蒸汽法和简易蒸汽法。室内蒸汽法：密闭治疗室，将所用药物加热煮沸，蒸发气体，患者或坐或卧，室温从 30~35℃开始，渐增至 40~45℃，熏蒸时间 15~30 分钟。蒸熏后，嘱患者安静平卧休息，不要冲洗。每日或隔日治疗 1 次，5~10 次为 1 个疗程。简易蒸汽法：将加热煮沸的中药煎剂倾入适当大小的容器中，容器上置木板，患者裸坐其上，用被单裹住全身，仅露头面进行熏蒸，古代及民间多采用此法。

②局部蒸汽法：以药物加水煮沸或散剂开水冲泡，熏蒸局部，此法常用于治疗跌打损伤和风湿痹痛重者。

3. 注意事项

（1）全身熏蒸者要注意通风，以调节室内的空气和温度，随时观察患者情况，尤其是在炎热季节，要注意防止汗出过多，因室内窒闷而晕厥。可在熏蒸时适当饮水，治疗后适当休息。

（2）熏蒸局部时，患部与药液之间要保持适当距离，以温热舒适为度，防止烫伤。

（3）严寒季节应用本法时，要注意保暖，尤其是局部熏蒸者，应让患者盖上毛巾或棉毯，防止受凉感冒。

（4）恶性肿瘤、癫病、急性炎症、心功能不全、肺心病、孕妇等禁用此法。熏蒸器具用后应严格消毒，条件允许可专人专用，特别是用于皮肤病治疗时，更应注意，以免交叉感染。

（三）熏洗法

熏洗法是先利用药物煎汤的热蒸汽熏蒸患处，待温度稍低后再以药液淋洗、浸泡局部的一种治疗方法。它是借助药力和热力，通过皮肤黏膜作用于机体，促使腠理疏通，脉络调和，气血流畅。药液的淋洗、浸泡又能使疮口洁净，祛除毒邪，或促进局部血液循环，通经活络，从而达到治疗疾病的目的。本疗法起源甚早，马王堆汉墓出土的《五十二病方》中已载有熏洗方8首；宋代《太平圣惠方》有熏洗方163首。熏洗法常用于治疗落枕、颈椎病、腰肌劳损、腰椎间盘突出症、肩周炎等病症。

1. 治疗原理

熏洗法是借助温度和药物的作用发挥治疗效能。熏洗药物通过皮肤吸收，或在皮肤表面直接起作用，同时刺激皮肤神经末梢感受器，通过神经系统形成新的反射，破坏原有的病理反射，达到治病与康复的目的。由于熏洗方药不同，功效也不完全一样，其中包括解毒消肿、消瘀散结，消毒杀菌、祛腐生肌，活血通络、行气止痛，散寒除湿、祛风止痛等。

（1）在急性化脓性感染疾病初期，局部皮肤红肿热痛，炎症浸润比较明显，热毒炽盛、气血瘀滞而未破溃者，应用解毒消肿的方药熏洗，能消肿散结、化瘀解毒，增强白细胞的吞噬功能，促进局部炎症渗出物的早日吸收。

（2）对急性化脓性感染疾病已破溃成脓，或慢性溃疡者，应用清热解毒等药物煎汤洗涤或浸泡患处，有消毒杀菌、清洁伤口的良好功效，并促进坏死组织脱落。

（3）软组织损伤常有肿胀、疼痛和关节运动功能障碍，用舒筋活血、行气止痛的方药熏洗，能改善患部血液及淋巴液循环，疏通经络，行气活血，缓解皮肤、肌肉、肌腱及韧带的紧张或强直。

2. 疗法分类

（1）按熏洗法操作方法的不同，可分为熏洗法、淋洗法、浸渍法。

①熏洗法：将药物煎煮后倒入容器中，用药物蒸汽熏蒸患病部位。为了保持疗效，往往在熏蒸部位之外加塑料薄膜或布单，以避免药物蒸汽散发和温度降低过快而缩短熏蒸时间，降低熏蒸效果。待药液温度降低后，再将患部浸入药液中浸泡、洗浴，熏洗完毕后用干毛巾拭去身体或患部上的药液或汗液。

②淋洗法：将药物放入容器内加水煎汤，过滤去渣，用消毒纱布蘸药液连续不断地淋洗患处，多用于疖、痈破溃流脓或创伤感染、皮肤溃疡等，尤其是发生于四肢者。淋洗时，可用手轻按伤口四周，用镊子持消毒棉球拭蘸伤口，以清洁伤口。

③浸渍法：将煎煮后的药液倒入盆中，待药液温度稍降，用消毒纱布蘸药液热渍患处，稍凉时再换热汤，连续趁热浸渍患处，多用于腹部、腰背部或头面部的疾患。

（2）根据药液的熏洗部位不同，可分为全身熏洗法、头面熏洗法、手足熏洗法、坐浴熏洗法等。

①全身熏洗法：按病证配制处方，将煎煮后的药液倒入容器，外罩塑料薄膜或布单，使入浴者头部外露，进行熏疗，待药液不烫时，再淋洗、浸渍全身。熏洗次数及时间视病情而定，一般为 5~30 分钟，最长不超过 1 小时，每日 1~2 次。

②头面熏洗法：将药物煎液倒入清洁脸盆中，外罩布单，趁热熏蒸面部，待药液温度适宜后再洗头、洗面。一般每次 30 分钟，每日 2 次。

③手足熏洗法：先将药物煎煮，然后将滤出的药液倒入瓷盆或木桶内，外罩布单，趁热熏蒸，然后待药液温度适宜后再浸洗手足。洗足时可以用手摩擦双足的穴位。每次 15~30 分钟，每日 1~3 次。

④坐浴熏洗法：将药物煎汤去渣，取药液置盆中，先熏蒸，待药液温

度适宜时浸洗肛门或阴部。每次 15~30 分钟，每日 2~3 次。

3. 注意事项

（1）药物煎煮加水要适量，太多则浓度降低。药物煎煮的时间据其性质而定，芳香性药物一般煮沸 5~10 分钟，块状和根茎类药物应煮沸 30 分钟。

（2）药液温度一般以 42~45℃为宜，温度太高易烫伤皮肤或黏膜，太低则影响疗效。

（3）熏洗后要用干毛巾擦干患部，并注意避风和保暖。

（4）妇女经期和妊娠期不宜坐浴和熏洗阴部。

（四）贴敷法

贴敷法，亦称外敷法，是以中医基本理论为指导，将中药制成丹、散、膏、糊、饼等剂型，施于皮肤，贴敷于患处、孔窍或腧穴等部位的治疗方法。通过药物作用于局部皮肤，具有疏通经络、调理脏腑的功能，从而达到强身保健、防治疾病的作用。

该法临床应用广泛，其优点是由于药物不经消化道吸收，不会发生胃肠道反应。不仅可直接作用于患处，还能使药力由表及里或通过穴位作用于全身，治疗全身性疾病。

1. 治疗原理

贴敷法以经络学说为基础，其机制有如下三个方面：一是经络腧穴的刺激与调节作用；二是药物吸收后的药效作用；三是两者的综合叠加作用。

（1）经络腧穴作用：贴敷剂多选择芳香刺激性的药物，结合局部热敷、冷凝、发疱、艾灸等方法，会对局部产生不同程度的物理或化学刺激及药理效应，通过作用于体表腧穴相应的皮部，促进经络的传导和调整，从而使经络系统对内脏和病变器官产生调节效应。

（2）药效作用：药物可穿透皮肤的表皮和真皮，到达细胞外间质，通过毛细血管进入血液循环发挥其药效作用。

（3）综合作用：穴位贴敷作用于人体主要表现的是一种综合作用，既有药物对穴位的刺激作用，又有药物本身的作用，共同发挥整体叠加治疗效应。

贴敷法适用于跌打损伤、风湿痹痛及脑卒中后肩手综合征、肌张力异常等病症。

2. 疗法分类

（1）贴敷法：将药物研成细末，加入适量的醋或酒、水、蜜、鸡蛋清、油类、药液等，把药末调成黏稠糊状，或将药末与含汁较多的药物捣如泥状，然后贴敷在穴位或患处，再用纱布或胶布固定。应注意保持贴敷药的干湿度，药物变干后可随时更换，或用温水时时湿润。

（2）薄贴法：即膏药之古称，是以膏药贴敷穴位或患处以治疗疾病的方法。膏药的制作方法是把植物油置于锅中加热，将配置好的药物投入油内煎熬，炸至药物外表呈深褐色，内部焦黄，即捞出药渣，过滤药油，加入黄丹，随着油温下降，黄丹与药油凝结成膏。将药膏分摊于纸、布或狗皮上。用时稍加热使膏药微熔，贴于患处或穴位。

（3）发疱法：是将对皮肤有刺激性的药物捣碎，贴敷于穴位或患处，使局部充血、起疱，以防治疾病的治疗方法，有祛邪通络、消肿止痛等功效。发疱药物包括大蒜、白芥子、新鲜的毛茛叶、墨旱莲、威灵仙叶、吴茱萸、巴豆等。将 1~2 味发疱药物捣烂，外敷，外用消毒纱布包扎。敷药数小时后，待局部发热、疼痛或有如蚁行感在选定的部位或穴位，皮肤潮红，局部灼痛较强时，将药取下。取药后半天左右，局部皮肤起疱。小水疱用消毒纱布包扎，大水疱内液体充盈时，用针头刺破水疱底部，抽出液体，隔日换敷料一次，直到局部干燥愈合。

3. 注意事项

（1）贴敷部位常规使用 75% 乙醇消毒，换药时洗净皮肤残余药物，消毒后再更换敷药。敷药后要用消毒纱布覆盖并固定，以防脱落或药物流失。

（2）穴位贴药时，选穴不宜过多，每穴药量宜少，贴敷面积不宜过大。对敷药过敏者（如出现皮疹、瘙痒），应停止使用，严重过敏者可应用抗过敏药治疗。

（3）小儿皮肤娇嫩，不宜使用刺激性过强的药物，敷药时间不可过长；孕妇禁用芳香走窜类药物外敷，以防流产或影响胎儿；年老体虚者不宜过分使用峻猛之品，以防耗伤正气。

（4）应用发疱法时，要严格消毒，局部避免沾水，防止感染。头面部、会阴部、婴幼儿等应慎用，患者饮食应清淡易消化，忌食生冷辛辣、鱼腥发物。

（5）贴敷方法应视情况而定。当外疡初起时，宜敷满整个病变部位；当毒已结聚，或溃后余肿未消，宜敷于患处四周。

二、非药物外治法

（一）推拿法

推拿法是指医师用手或肢体其他部位，按特定技巧和规范化动作在患者体表操作，用于防治疾病和改善患者功能障碍的操作方法，其操作质量和熟练程度直接关系到临床治疗效果。手法要求持久、有力、均匀、柔和、深透。所谓持久，是指手法按要求持续操作一定的时间不间断、不变形；有力，是指手法需要一定的力量，且这种力量不是暴力和蛮力，而应根据患者体质、病情、部位等不同情况而增减；均匀，是指手法操作的节律、速率和压力等能够保持均匀一致，速度不要时快时慢，压力不要时轻时重，幅度不要时大时小；柔和，是指手法操作时动作要协调，做到"轻而不浮，重而不滞"。手法满足了以上要求，才能具备渗透力，达到渗透的效果。摇法、扳法、拔伸法等关节运动类手法还要求"稳、准、巧、快"。选择时要有针对性，定位要准；施术时要用巧力，以柔克刚，以巧制胜，不可使用蛮力；操作时，用力要疾发疾收，用所谓的"短劲""寸劲"，发力不可过大，发力时间不可过久。分有揉法、一指禅推法、㨰法、摩法、推法、擦法、搓法、抹法、抖法、按法、点法、捏法、拿法等。

（二）针刺法

针刺法以天人合一的整体观为基础，以经络腧穴、气血运行理论为指导，运用各种针具等主要工具和材料，通过刺入身体特定部位，以激发经气，调整经络、脏腑的功能，调节人体阴阳平衡状态而达到防治疾病目的的一种方法。针刺法具有操作简便、经济安全、适应证广、疗效显著等优点，普遍应用于临床各科，在我国传统康复治疗中发挥着重要的作用。临床应用中，有温针法、电针加走罐法、火针法、芒针配合电针治疗法等。

（三）拔罐法

拔罐法是利用燃烧、抽吸等方法排除罐内空气，造成负压，使罐吸附于体表腧穴或患处产生刺激，以防病治病的一种方法。拔罐后，可引起局部组织充血或皮下轻度的瘀血，使机体气血活动旺盛，经络通畅，从而达到通经活络、行气活血、消肿散结、祛风散寒、消炎止痛的作用。该法广泛应用于各科疾病，是治病保健、操作方便、疗效确切、副作用少的一种治疗方法。临床应用中，有留罐法、闪罐法、走罐法、针罐放血疗法、刺络拔罐、平衡罐法等。

第三节　外治法的作用机制

中医外治法与内治法一样，均是以中医的整体观念和辨证论治思想为指导，运用各种不同的方法将药物施于皮肤、孔窍、腧穴等部位，以发挥其疏通经络、调和气血、解毒化瘀、扶正祛邪等作用，使失去平衡的脏腑阴阳得以重新调整和改善，从而促进机体功能的恢复，达到治病的目的。"治虽在外，无殊治内也"。究其作用机制不外乎药物外治法、非药物外治法二端。现就传统认识和有关现代研究择述于后，以便于临床应用研究的进一步开展。

一、药物外治法

（一）整体作用及其机制研究

药物外治法的整体作用是指在某一特殊部位施以外治，通过药物的吸收或局部刺激所引起的整体药理效应或全身调节作用。因此，它又可分为药物的直接作用和间接作用两种。

1. 直接作用

（1）传统认识：直接作用是指药物透过皮肤、孔窍、腧穴等部位直接吸收，进入血络经脉，输布全身，以发挥其药理作用。如药物施于脐部，气味入血，通过血脉运行全身，可改变五脏六腑的病理状态。"则知由脐而入，无异入口中"。实践证明，这一疗法对多种疾病有肯定疗效，其在各科临床中的运用日趋受到重视。

（2）现代研究：随着中医现代化的发展，中药外治机制的现代研究也日益受到重视，并取得了一定的成绩。现仅从两个方面概述如下：

①药物的吸收机制：这一研究的开展对中药外治疗法，尤其是内病外治的研究提供了客观依据，对指导中药外治途径的选择和新型外治制剂的研制有着重要意义。

皮肤吸收：中医皮肤给药的特色在于经穴外敷。以脐疗为例，中医认识已如上述。而现代研究表明，脐部无皮下脂肪，表皮角质层较薄，脐下双侧有腹壁下动脉和静脉及丰富的毛细血管网，故药物易于穿透、弥散而被吸收。药物经皮肤吸收的途径主要有：第一，通过动脉通道、角质层转运（包括细胞内扩散、细胞间质扩散）和表皮深层转运而被吸收，药物可通过一种或多种途径进入血液循环。第二，水合作用：角质层的含水量为环境相对湿度的函数。中药外贴，"形附丽而不离""气闭藏而不泄"，局部形成一种汗水难以蒸发扩散的密闭状态，使角质层含水量由5%~15%增加至50%。角质层经水合作用后，可膨胀成多孔状态，易于药物穿透。实践证明，药物的透皮速率可因此增加4~5倍。同时还能使皮温从32℃增至37℃，加速血液循环。第三，表面活性剂作用：如膏药中所含的铅皂是一种表面活性剂，可促进被动扩散的吸收，增加表皮类脂膜对药物的透过率。第四，芳香性药物的促进作用：在外治方药中，冰片、麝香、沉香、檀香、菖蒲、川椒、白芥子、姜、肉桂之类芳香药物，几乎方方皆有。现代用离体皮实验表明，芳香性药物敷于局部，可使皮质类固醇药物的透皮能力提高8~10倍。说明我们的先贤多以芳香类药物为主进行外治，是有其深刻道理的。

近年来，人们还将透皮吸收促进剂引进中药外治领域，使药物呈分子或亚分子状态均匀地分布于基质中，以利于迅速、均匀地透皮吸收进入血液循环。既促进了外用药物的吸收，又保持了血药浓度的稳定。这些都对今后外治制剂的改革有重要启迪。

灌肠吸收：西医学对大肠的生理和肠道给药的吸收、转送过程已有较明确认识。正常人大肠吸收液体的能力为每日 4~6L，在病理状态下仍然很强。直肠给药的吸收有两个途径：第一是通过直肠静脉经门静脉进入肝脏，然后进入大循环；第二是通过中直肠和下直肠静脉进入下腔静脉，绕过肝脏而直接进入大循环。药物注入结肠时，其吸收途径有上直肠静脉和结肠静脉。其特点一是减少药物在肝脏中发生化学变化，能较好地保持药物效力的完整性；二是吸收快、奏效速。研究表明，大肠给药的吸收速度较口服为快，其黏膜吸收在用药之后立即开始。

鼻腔吸收：无论是取嚏法、喷鼻法，还是滴药法、塞药法、闻药法等都是通过鼻黏膜的吸收途径而起到治疗作用的。国外研究表明，鼻黏膜有反射作用，当刺激有关部位时，可产生生理和治疗效应。鼻黏膜表面积约为 150cm²，其上分布有丰富的血管，鼻黏膜上的纤毛可增加药物吸收的有效面积。因此，鼻腔用药对某些病症有较好疗效。

口腔吸收：口腔黏膜血管丰富，口腔给药可使药物在口中含化溶解经黏膜表面扩散，通过毛细血管吸收进入血液，因口腔黏膜对某些药物吸收较快，有时仅次于静脉注射及雾化吸入。如中药麝香酮舌下含化、速效救心丸舌下含化等，通常均在几分钟内即可缓解心绞痛。

肺部吸收：肺部对药物的吸收，主要是通过吸入气雾剂实现的。当药物雾化成粒径为 0.5~1μm 的颗粒，经口腔喷入可直达肺泡囊，不但能迅速起局部作用，也可被很快吸收而起全身作用，其吸收速度，甚至不亚于静脉滴注法。

以上研究，几乎完全充实了中药外治"切于皮肤，御于内里，摄于吸气，融于渗液"的理论，表明施用外治药物能迅速经皮肤、黏膜等处的渗透扩散，吸收入血的可靠性，也为今后开展中药外治的研究提供了重要依据。

②药物的作用机制：中药外治法之所以能够防治疾病，是因为它有与内治法同样的作用机制，从目前的研究概况看，中药外治法除有因药物直接进入血液循环系统发挥其本身的药理作用外，还有调整各系统组织器官

功能和机体免疫功能等作用。

提高机体免疫功能：这一作用机制已被各地临床应用和实验研究所揭示，如 20 世纪 70 年代上海市传染病总院用甜瓜蒂末喷鼻治疗病毒性肝炎，发现用药后能提高机体细胞免疫功能，淋巴细胞转化率和淋巴细胞绝对值均有明显增高，从而起到退黄和改善肝功能的作用。中国中医研究院在古方的基础上研制出"冬病夏治哮喘膏"，其治疗喘息型支气管炎、支气管哮喘效果良好，被各地广泛采用。从文献资料看，此类中药贴敷于体表腧穴，可增强机体细胞免疫和体液免疫，提高机体抗感染、抗过敏的能力。关于艾灸的实验研究更加明确了这一功能。研究发现，施灸后可使免疫体大量产生溶血素、凝集素、沉降素，显著增加白细胞数量，提高白细胞的吞噬能力，增强机体免疫力和对各种疾病的抵抗能力。其他如脐疗、灌肠、中药离子导入等方法对机体免疫功能均有一定调节作用。由此可见，中药外治法提高机体免疫功能的途径是多方面的，但主要是通过不同程度地增强网状内皮系统功能活动，增加体内各种特异性抗体及非特异性抗体等作用而实现的。

对血液系统的调整作用：这项研究以灸法和磁疗为多，灸法可使白细胞、红细胞数量显著增加，甚至成倍增加；使血沉速度下降，如灸前约为每小时 50mm 者，灸后可降至 15mm 或更低。这一指标的改善与艾灸对风湿性关节炎、类风湿性关节炎、结核病等血沉升高性疾病的临床疗效是一致的。艾灸还可使血液凝固时间缩短，增加止血作用，故灸法对痔疮出血、鼻衄、子宫出血、眼底出血等出血性疾患，常获良效。熏蒸、热浴、熨敷等方法有物理温热刺激作用，也可扩张局部毛细血管，加速血液循环，对血液成分起到调整作用。

对神经、体液及内分泌的影响：前面所述的"冬病夏治哮喘膏"，之所以对各种哮喘有效，是和贴敷法能提高丘脑 – 垂体 – 肾上腺皮质系统的内分泌功能分不开的。灸法对神经具有兴奋和抑制的双向调节作用，可使功能低下、衰弱或麻痹的神经得以兴奋，或使由于过敏而引起疼痛、痉挛的神经得以镇静。所以灸法不仅对神经痛、头痛、胃痉挛等病症有良效，而且对神经麻痹、半身不遂也有效。此外，压迫耳穴可使胆汁分泌增加、促进胆管平滑肌收缩有利于结石的排出等。以上这些，仅是近年来对部分中药外治法作用机制的研究，而更多的关于中药外治法的作用机制还有待进一步深入研究探讨。

2. 间接作用

间接作用是指药物对局部的刺激，通过经络系统的调节而起到纠正脏腑阴阳气血的偏盛偏衰、补虚泻实、扶正祛邪等作用以治疗疾病。它首先表现在药物施于体表、腧穴、孔窍等，对局部产生一定的刺激，可通过经络将这一刺激信息传入内脏或至病所，发挥调节或治疗效应。其次是促进药物直接治疗作用的发挥。这是因为中药外治除了施药外，还有辅助的温热刺激、化学刺激和机械物理刺激等，以加速血液循环，促进药物的渗透、吸收和传播，而增强全身效应。如吴师机治疗阴寒证，除用炮姜、附子、肉桂、麝香、吴茱萸末等包裹放入脐内，上盖生姜片、葱根外，另用熨斗熨之或烙铁烙之。吴氏认为这是"逼药气入肚"。现代所用的中药电离子导入法、中药透皮法、中药电热熨法等，其中熨之、烙之、电导、温煴、透皮等，无不属间接作用的具体运用。实践证明：这一间接作用的运用，对提高临床疗效大有裨益。

此外，药物对体表某一部位的刺激，还可通过反馈原理将刺激信息传入体内相应的部位，从而起到生理或治疗效应。如耳压对耳穴的机械刺激可通过末梢神经传入大脑皮层的相应区域，从而抑制或减弱原有的病理兴奋灶，使大脑皮层的兴奋与抑制趋于平衡，以获得疾病的痊愈或好转。

此外，从某种意义上讲，中药外治，特别是外敷于腧穴、病变局部（针灸称阿是穴）的中药，可通过经穴—内脏相关的途径，作用于体内的各个系统而起到多系统、多器官、多途径、多环节的调整作用，这也包含间接作用在内。

（二）局部作用及其机制研究

药物外治法的局部作用是指药物对病变局部的治疗作用而言。如疔、疮、疖、痈外敷如意金黄膏以清热解毒、消痈散结；跌打损伤外敷云南白药以活血通络、消肿止痛；中药保留灌肠治疗结肠炎、直肠溃疡等，均是药物对病灶局部作用的体现。中药外治局部作用的现代研究，主要有以下几个方面。①采用各种不同方法，对外治中药进行药理分析，以指导临床治疗。如研究证实，黄连、黄柏、黄芩、金银花、连翘等中药均有抗菌、抗病毒的化学成分，因而，对局部有良好的抗感染作用。而蛇床子、射干、菖蒲、木通、知母、山柰等对皮肤真菌有杀灭或抑制作用，被广泛运用于头癣、甲癣等病症的外治中。②对外敷药祛腐生肌作用的研究发现，"生肌"作用对伤口修复过程的影响主要有三个方面：第一，促进细胞的增生分化与肉芽组织的增长速度，在一定程度上可加快伤口的愈合速度。第二，促进巨噬细胞的游出，据观察肉芽组织切片所见，外用中药组内含较多的巨噬细胞，明显区别于对照组（外敷双层灭菌凡士林纱条组）。伤口内的巨噬细胞，除具有吞噬细菌、异物和坏死组织碎片，提高局部的抗感染能力外，还能分泌促成纤维细胞增殖的物质，并有调节胶原代谢的作用，对伤口愈合有重要意义。外用生肌药物能减少瘢痕形成，其防止瘢痕形成的机制与促进巨噬细胞游出有一定关系。第三，改善创面血液循环，增加局部血氧供给，加速创面新陈代谢，促进创面愈合。③通过对烧伤外敷中药所含鞣质的毒性实验研究发现：缩合型鞣质毒性低，对肝脏没有或仅有轻度损害，水解型鞣质毒性高，对肝脏有严重损害。此研究为大面积烧伤的早期创面治疗，提供了合理选用收敛结痂中药的理论根据。

二、非药物外治法

（一）整体作用及其机制研究

非药物外治法，如针刺、拔罐、推拿、刮痧等遵循中医"循经取穴"的原则，作用于表皮、经络、腧穴，通过刺激、穴位感应、经络放大效应等来调节经络的气血运行，而发挥整体治疗效果。

现代医学研究证实，应用较强的手法刺激健康人的合谷穴和足三里穴后，发现脑电图中α波增强，说明强手法的经穴推拿能引起大脑皮层的抑制。轻柔的推拿手法可降低交感神经的兴奋性，如在颈项部用轻柔的手法操作后，发现脑血流量显著增加；如用肌电图测定颈椎病患者颈部两侧肌肉的放电情况，发现经手法治疗后，患者紧张性肌电活动消失或明显减少。

故患者常在推拿治疗后感到神清气爽，精神饱满，疲劳消除。

（二）局部作用及其机制研究

局部作用指非药物疗法对颈肩腰腿痛类疾病的局部治疗而言。局部直接治疗颈肩腰腿痛类疾病的疗效机制：可使经络通、气血行、关节滑利，从而使脏腑功能得以调整，抗病能力得以增强。

现代医学研究证明，在病变局部针灸，可提高关节疼痛大鼠的痛阈，减轻其活动功能的障碍，恢复部分或全部关节功能。刮痧可使皮肤微血管血流量和皮肤血管的形态发生不同的变化。推拿可直接或间接促进肌纤维的收缩和伸展活动，促进血液、淋巴等体液循环，促使肌肉得到充分的氧分及营养物质，加快肌组织中乳酸等有害代谢产物的吸收或排出体外，改善肌肉的张力、弹力和耐受力，以便消除肌肉疲劳、提高肌肉活力、延长肌肉有效做功时间，提高肌肉做功能力。推拿还可加强局部血液循环，使局部组织温度升高，致痛物质含量下降；增高局部组织的痛阈；如使用拔伸、屈伸、弹拨等手法牵张拉长肌肉，可通过牵张反射直接解除其紧张或痉挛等。

综上所述，中医外治法的应用源远流长，中医外治这一简、便、廉、验的治疗方法，正受到国内外学者的广泛关注。虽然目前对其机制的研究还存在不够深入的问题，但其独特的疗效、简便的方法、安全绿色的治疗，是内服药物所无法达到的。现代科学的不断发展也给中医外治法的研究与开发带来机遇，我们要高度重视，在临床上积极推广使用，使中医外治法更好地造福人类。

第四节　应用外治法的注意事项

中医外治方法众多，适应证广，选法恰当与否，操作是否得当，都会直接影响临床疗效。现将其临床运用注意事项进行总结概括。

一、药物外治法

1. 热敷疗法

（1）注意温度的变化，防止烫伤。

（2）辨证组方，不可众人一方而影响疗效。

（3）皮肤破损、开放性损伤等疾病禁用。

2. 熏洗（蒸）疗法

（1）年老体弱者，熏蒸时间不宜过长，并需家属陪同。

（2）注意及时补充水分。

（3）注意保暖，避免着凉感冒。

（4）孕妇及女性月经期，禁止熏蒸。

（5）急性传染病患者、重症心脏病患者、高血压患者、重度贫血及头晕患者、有严重出血倾向者、温热感觉障碍者不宜熏蒸。皮肤破损处不宜熏蒸。

（6）过饥，过饱，过度疲劳，饭前或饭后 30 分钟内不宜熏蒸。

3. 发疱疗法

（1）敷药后要注意固定，以免药物移动或脱落。

（2）对刺激性强、毒性大的药物，贴治穴位不宜过多，每穴贴敷的面积不宜过大，贴敷的时间不宜过长，以免发疱面积过大或发生药物中毒。

（3）若出现较大的水疱时，可刺疱放水，保留表皮，消毒后，覆盖无菌敷料。

4. 贴敷疗法

（1）根据病情选用对症的药物进行贴敷。

（2）高敏体质者慎用贴敷疗法。

（3）凡是含有麝香、乳香、红花、没药、桃仁等辛香走窜，活血化瘀药物的贴敷药物，孕妇禁用。

（4）贴敷药物后，局部皮肤出现丘疹、水疱、自觉瘙痒剧烈等过敏表现时，应立即停止贴敷，并进行抗过敏治疗。

二、非药物外治法

1. 灸法

（1）空腹、餐后 1 小时左右不宜灸。

（2）艾灸过程中及灸后注意避风防寒，饮食以清淡为宜。

（3）每穴灸疗时间控制在 5~20 分钟，注意避免灸治过程中烫伤皮肤。

（4）传染病、高热患者、孕妇、严重心脏病患者忌灸。

2. 推拿法

（1）患者应处于舒适放松体位，并注意保暖。

（2）推拿手法要轻重适宜，快慢有序，强弱有度。

（3）被动活动关节部位使用扳拉、摇晃手法时，应使关节活动幅度逐渐加大，切不可用猛力、暴力，以免造成损伤。

（4）穴位点按推拿时，一定要有"得气"感，以保证疗效。

（5）选用适宜的介质以增强治疗效果。

（6）恶性肿瘤、急性传染病、精神病和其他临床病症严重者，均不宜使用手法推拿。

（7）治疗部位有皮肤破损或皮肤病者，不宜使用推拿疗法。

（8）孕妇及月经期间，不宜在腰腹、臀髋等部位进行推拿。

（9）骨折或脱位在固定期间，或关节肿痛不减者，禁忌在局部做重手法治疗。

3. 针刺法

（1）患者在饥饿、疲劳、精神过度紧张时，不宜进行针刺治疗。

（2）对胸胁、腰背等脏腑所居之处的腧穴，不宜直刺、深刺，以免伤及内脏。

（3）孕妇的下腹部、腰骶部腧穴，及其三阴交、合谷等穴不宜针刺。

（4）妇女经期，不宜行针刺疗法。

（5）有皮肤感染、溃疡、瘢痕或肿瘤局部，不宜针刺。

（6）患有凝血障碍疾病者，禁止针刺。

4. 拔罐法

（1）拔罐时应取合适体位，选择肌肉较丰富的部位，骨骼凹凸不平和毛发较多处不宜拔罐。

（2）拔罐时动作要稳、准、快，起罐时切勿强拉。

（3）若出现较大的水疱时，可刺疱放水，保留表皮，消毒后，覆盖无菌敷料。

（4）骨突部位、血管丰富部位、心尖搏动处及乳房等部位，不宜拔罐。

（5）皮肤病、出血性疾病，及孕妇的腰、骶、腹部不宜拔罐。

5. 刮痧法

（1）刮痧需要根据病症选择适当的手法，注意掌握刮拭的时间，防止发生晕刮。

（2）刮痧时首选适当的介质，以起到润滑和辅助治疗作用。

（3）刮痧治疗后，建议患者 3~4 小时以后方可沐浴。

（4）皮肤病、水肿、孕妇等患者不宜刮痧。

（5）全身大血管部位禁止刮痧。

第二章

临床应用

第一节 落枕

落枕多因睡眠姿势不良，睡醒后颈部疼痛、活动受限，似身虽起而颈尚留落于枕，故名落枕。落枕是颈部软组织常见的损伤之一，多见于青壮年。轻者 2~3 天可自愈，重者疼痛严重并向头部及上肢部放射，迁延数周不愈。成年人若经常出现落枕，常为颈椎病的前驱症状。

1. 临床诊断

（1）症状：①颈项僵硬，相对固定在某一体位，甚至需用手扶持颈项部，以减少颈部活动刺激。②患者多在睡眠后出现颈项部疼痛，动则痛甚，可牵扯到肩背部。③颈部某一方向活动明显受限，如左右旋转、左右侧弯、前屈与后伸等活动。

（2）体征：①颈部活动受限：颈部呈僵硬态或歪斜，活动受限往往限于某个方位上，若强行被动活动，则会加重疼痛。②肌痉挛伴压痛：临床中主要是胸锁乳突肌、斜方肌及肩胛提肌发生痉挛。胸锁乳突肌痉挛者，在胸锁乳突肌处有压痛明显的结节或条索状物；斜方肌痉挛者，在锁骨外1/3 处或肩井穴处或肩胛骨内侧缘有压痛明显的结节或条索状物；肩胛提肌痉挛者，在上四个颈椎横突上和肩胛骨内上角处有明显压痛的结节或条索状物。

2. 中医分型

（1）瘀滞型：晨起颈项疼痛，活动不利，活动时患侧疼痛加剧，头部歪向病侧，局部有明显压痛点，有时可见筋节。舌紫暗，脉弦紧。

（2）风寒型：颈项背部强痛，拘紧麻木，可兼有恶风、微发热、头痛等表证。舌淡，苔薄白，脉弦紧。

一、药物外治法

（一）热敷法

处方 001

独活 9g，秦艽 20g，防风 9g，艾叶 30g，透骨草 20g，刘寄奴 9g，苏木 30g，赤芍 9g，红花 20g，威灵仙 9g，乌梅 9g，木瓜 9g。

【用法】将以上诸药研成粗末，装入长 20cm、宽 15cm 的布袋中。用时将药袋加水煎煮 20~30 分钟，稍凉后将药袋置于患处热敷，每次 30 分钟，每日 1 次，10 天为 1 个疗程。

【适应证】各型落枕。

【注意事项】一旦发生药物过敏反应，立即停用；注意温度的控制，避免皮肤烫伤。

【出处】开封市中医院经验方。

（二）药枕法

处方 002

当归 50g，羌活 50g，川芎 50g，赤芍 50g，红花 50g，石菖蒲 50g，细辛 30g，桂枝 30g，丹参 50g，防风 50g，延胡索 50g，乳香 30g，没药 30g。

【用法】将上述药物共研细末，装入枕芯，令患者枕垫于头项下，每日使用 6 小时以上。

【适应证】各型落枕。

【注意事项】一旦发生药物过敏反应，立即停用。

【出处】开封市中医院经验方。

二、非药物外治法

（一）推拿法

处方 003

取穴：风池、风府、肩井、阿是穴、天宗、肩外俞等。

主要手法：揉法、弹拨法、点法、拿法、推法、牵引法、旋转法、擦法等。

【操作】

（1）揉颈肩：患者取坐位，医者站其身后，用轻柔的揉法在患侧颈项及肩部施术约 2~3 分钟。

（2）拿颈法：拿颈椎棘突旁的软组织，以患侧为重点部位，往返 5 次。

（3）弹拨法：用拇指弹拨紧张的肌肉压痛点或结节状物，使之逐渐放松。

（4）点穴法：术者按揉风池、风府、肩井、天宗、肩外俞等穴，以酸胀为度。再轻拿颈椎棘突两侧肌肉。

（5）推桥弓：用大鱼际慢慢地推患侧桥弓穴（胸锁乳突肌），反复 5 遍。

（6）掌根推患侧斜方肌，反复 5 次。

（7）头颈牵引法：嘱患者自然放松颈项部肌肉，术者一手持续托起下颌，另一手扶持后枕部，使颈略前屈，下颌内收。双手同时用力向上提拉，维持牵引力量 20 秒，并缓慢左右旋转患者头部 8~10 次，以活动颈椎小关节。

（8）头颈旋转法：摇动旋转之后，在颈部微前屈的状态下，迅速向患侧加大旋转幅度，手法要稳而快，手法的力度和旋转的角度必须掌握在患者可以耐受的限度内。

（9）擦法：小鱼际擦患部，以透热为宜。

【适应证】各型落枕。

【注意事项】皮肤感染、皮肤破溃处慎用；严重骨质疏松症患者，颈椎骨质破坏者（如结核、肿瘤），严重心脑血管疾病患者，极度疲劳、空腹饥饿时慎用。

【出处】王之虹，于天源.《推拿学》中国中医药出版社.

（二）针刺法

处方 004

取穴：落枕穴、阿是穴、后溪、悬钟。恶寒头痛加合谷、外关；肩痛加曲垣、肩髃；背痛加大杼、肩外俞。

【操作】针刺患侧穴位，先刺落枕穴或悬钟穴，轻轻捻转，嘱患者活动颈项。然后针刺近部诸穴。用泻法。每日1次，5天为1个疗程。

【适应证】各型落枕。

【注意事项】空腹、过饱、极度疲劳、对针刺恐惧者及晕针者不宜。

【出处】梁繁荣，王华.《针灸学》中国中医药出版社.

🥣 处方 005

取穴：中脘及患侧商曲、滑肉门穴。颈项双侧疼痛加健侧商曲、滑肉门穴；颈项后正中疼痛加下脘及健侧商曲穴。

【操作】穴位局部常规消毒后，用0.25mm×40mm一次性毫针快速刺入穴位内。中脘深刺，针尖至腹壁肌肉层之上；滑肉门中刺，针尖至脂肪层中；商曲、下脘浅刺，针尖入皮下即可。留针30分钟，每日1次，连续治疗3次。

【适应证】各型落枕。

【注意事项】空腹、过饱、极度疲劳、对针刺恐惧者及晕针者不宜。

【出处】薄智云.《腹针疗法》中国中医药出版社.

（三）拔罐法

🥣 处方 006

主穴：阿是穴（颈部压痛最明显处）；配穴：风门、肩井。

【操作】用力揉按穴位片刻，穴位局部常规消毒后用皮肤针中等力度叩刺出血。然后用闪火法拔罐，留罐10分钟，出血量为3~5ml。每日1次，连续治疗4次为1个疗程，治疗1个疗程。

【适应证】各型落枕。

【注意事项】空腹、过饱、极度疲劳、对针刺恐惧者及晕针者不宜；皮肤感染、皮肤破溃处禁用。

【出处】梁繁荣，王华.《针灸学》中国中医药出版社.

（四）灸法

处方 007

取穴：肩部阿是穴、风池、大椎、天柱、肩中俞。

【操作】选取肩部阿是穴、风池、大椎、天柱、肩中俞等穴，每次选用 4~6 个穴位，每穴、每次灸 15~20 分钟，每日 1 次，3 天为 1 个疗程。

【适应证】各型落枕。

【注意事项】空腹、过饱、极度疲劳和对灸法恐惧者，应慎施灸；对于体弱患者，灸治时艾炷不宜过大，刺激量不可过强，以防晕灸。

【出处】田从豁，臧俊岐.《中国灸法全书》黑龙江科学技术出版社.

综合评按：落枕病名见《外科证治全书》卷三，即失枕。中医学认为，本病的发生多由素体亏虚，气血不足，循行不畅，肌筋舒缩活动失调，或夜寐时肩部外露，颈肩复受风寒侵袭，致使气血凝滞，肌筋不舒，经络痹阻，不通则痛，故而拘急疼痛，活动失灵。刘智斌教授治疗落枕注重推拿为主，分期论治，针推合璧。拿揉风池、肩井穴可疏风清脑止痛，疏筋通络，同时也是斜方肌起止点疗法之一。拿揉弹拨颈项、揉按肩脚，重在放松肌肉，改善局部血液循环，活血通络镇痛，再配以定点提牵旋转复位法，可纠正颈部小关节紊乱，改善颈椎生理曲度和活动度，调节脊柱力学平衡，缓解肌肉痉挛。

第二节　颈椎病

颈椎病是指颈椎骨质增生、颈项韧带钙化、颈椎间盘退行性改变等，刺激或压迫颈部神经、脊髓、血管而产生的一系列症状和体征。目前颈椎病已成为发病率最高的的脊柱退行性疾病。

1. 临床诊断

（1）神经根型颈椎病：①肩背或颈枕部呈阵发性或持续性隐痛或剧痛。

②在受刺激或压迫的颈脊神经走行方向上有烧灼样或刀割样疼痛，伴针刺样或过电样麻感。③当颈部活动、腹压增高时，上述症状会加重。④颈部活动有不同程度受限或发硬、发僵，或颈部呈痛性斜颈畸形。⑤患侧上肢发沉、无力，握力减弱或持物坠落。

（2）脊髓型颈椎病：①四肢麻木、酸胀、烧灼感、僵硬无力。②头痛、头昏、大小便改变（如排尿、排便障碍，排便无力或便秘等）。③重者活动不便、走路不稳，甚至出现瘫痪。

（3）椎动脉型颈椎病：①每当头部取过伸位或转向某一方位时，即出现位置性眩晕、恶心等症，体位改变后清醒。②猝然摔倒，而此时神志大多清楚。

（4）交感神经型颈椎病：①头痛或偏头痛，头沉或头晕，枕部痛。②心跳加快或变慢，或有心前区疼痛。③肢体发凉、局部皮温降低，肢体遇冷时有刺痒感，继而出现红肿、疼痛加重，也有指端发红、发热、疼痛或痛觉过敏。④伴有耳鸣、耳聋等。

（5）颈型颈椎病：颈部酸、胀、痛及枕、肩部不适感，半数颈部活动受限或被迫体位。

（6）混合型颈椎病：指出现两型或两型以上症状者。

2. 中医分型

（1）风寒湿痹型：颈、肩、上肢窜痛麻木，以痛为主，头有沉重感，颈部僵硬、活动不利，伴恶寒畏风。舌淡红，苔薄白，脉弦紧。

（2）气滞血瘀型：颈肩部、上肢刺痛，痛处固定，肢体麻木。舌质暗，苔薄白，脉弦。

（3）痰湿阻络型：头晕目眩，头重如裹，四肢麻木不仁，纳呆。舌暗红，苔厚腻，脉弦滑。

（4）肝肾不足型：眩晕头痛，耳鸣耳聋，失眠多梦，肢体麻木，面红目赤。舌红少津，脉弦。

（5）气血亏虚型：头晕目眩，面色苍白，心悸气短，四肢麻木，倦怠乏力。舌淡苔少，脉细弱。

一、药物外治法

（一）贴敷法

处方 008

三七 10g，川芎 15g，血竭 15g，乳香 15g，姜黄 15g，没药 15g，杜仲 15g，天麻 15g，白芷 15g，川椒 5g，麝香 2g。

【用法】上药除麝香外，共研为细末，放入 150ml 白酒中，微火煎成糊状，或用米醋拌成糊状，摊在纱布上，并将麝香洒在上面敷于患处。药干后可将药重新调成糊状再用，每剂药可连用 3~5 次，15 次为 1 个疗程。

【适应证】各型颈椎病。

【注意事项】一旦发生药物过敏反应，立即停用。

【出处】宋世昌，曹清河，张玉铭，等 .《穴位贴敷疗法》河南科学技术出版社 .

（二）热敷法

处方 009

羌活 30g，独活 30g，制川乌 18g，制川乌 18g，花椒 20g，当归 20g，海桐皮 20g。

【用法】将上药研成粗末，装入长 20cm、宽 15cm 的布袋中。用时将药袋加水煎煮 20~30 分钟，稍凉后将药袋置于患处热敷，每次 30 分钟，每日 1 次，10 天为 1 个疗程。

【适应证】各型颈椎病。

【注意事项】一旦发生药物过敏反应，立即停用；注意温度的控制，避免皮肤烫伤。

【出处】开封市中医院经验方。

（三）穴位注射法

处方 010

正清风痛宁 50mg、利多卡因 100mg。

【操作】可选用颈椎双侧横突及阿是穴,局部皮肤消毒后用注射器刺入穴位,回抽未见回血后每穴缓缓注入药液,10次为1个疗程,每日1次。

【适应证】各型颈椎病。

【注意事项】一旦发生药物过敏反应,立即停用。

【出处】开封市中医院特色疗法。

二、非药物外治法

(一)浮针法

处方011

头夹肌、颈夹肌、肩胛提肌、斜方肌、冈上肌、冈下肌、菱形肌、胸锁乳突肌、斜角肌等。

【操作】患者采取坐位或卧位,全身轻松,医者将所查到的肌筋膜触发点(MTrP,又常被称为激痛点)标示清楚,先治疗远端的MTrP点,再由远而近依次治疗各点。在距MTrP点下方5~6cm处,局部消毒,采用一次性浮针针具,针尖向上,针体与皮肤呈15°~20°角,用进针器将针体送入皮下组织的疏松结缔组织层,如进针深至肌层可退针至皮下,水平进针。针具选择一次性浮针(直径1.5mm、长度3.2cm),主要由软套管和不锈钢针芯组成。进针后以拇指为支点,食指和无名指一前一后做扇形扫散,每部位扫散时间约2分钟。操作完毕后抽出不锈钢针芯,将塑料软套管留置皮下,用胶布固定。留置12小时后将软套管拔出,嘱患者起管后勿沾水,留管期间可照常活动。每日1次,7天为1个疗程。

【适应证】各型颈椎病。

【注意事项】空腹、过饱、极度疲劳、对浮针恐惧者及晕针者不宜。

【出处】符仲华.《浮针医学纲要》人民卫生出版社.

(二)电针法

处方012

$C_{3\sim7}$夹脊穴、阿是穴、风池、大椎、风府、百会、神庭。

【操作】患者取俯卧位,穴位皮肤常规消毒,采用0.35mm×40mm毫针,风池向鼻尖方向针刺 15~25mm，大椎沿棘突方向针刺约 25mm，$C_{3~7}$ 夹脊穴直刺 15~25mm，风府直刺 15~25mm，百会、神庭均沿督脉针尖向后平刺。得气后接电针仪，用连续波，以患者能耐受为度，留针 30 分钟，每次电针两组督脉穴。每日 1 次，10 天为 1 个疗程。

【适应证】各型颈椎病。

【注意事项】空腹、过饱、极度疲劳、对针刺恐惧者及晕针者不宜。

【出处】梁繁荣，王华.《针灸学》中国中医药出版社.

（三）针刀疗法

处方 013

斜角肌、颈固定肌群（头颈夹肌、头颈半棘肌）、项韧带及背部筋膜、病变节段棘突上下的棘间韧带、两侧上下关节突关节囊及风府等。

【操作】患者取俯卧位，胸下垫枕头一个，颈部呈前屈 0°~20°，在颈部分别寻找斜角肌、颈固定肌群（头颈夹肌、头颈半棘肌）、项韧带及颈背筋膜之敏感点或痛性条索及结节点作为主要治疗点，标记后，局部常规消毒，铺无菌洞巾，术者戴无菌手套。准备完毕后，右手拇指、食指持针刀依次对标记点进行治疗。

【适应证】各型颈椎病。

【注意事项】空腹、过饱、极度疲劳、对针刺恐惧者及晕针者不宜使用。体质较弱、术中反应强烈、术后又感疲乏者应在诊室休息约半个小时，待恢复正常后方可离开。

【出处】郭长青.《针刀医学》中国中医药出版社.

（四）灸法

处方 014

主穴：夹脊穴、阿是穴。配穴：大椎、肩井、风池、肩贞、合谷、足三里。

【操作】以夹脊穴及阿是穴为主，配合大椎、肩井、风池、肩贞、合谷、足三里等，按艾炷隔姜灸法，每次选用 3~6 个穴位，每穴每次灸 3~6 壮，每日 1 次，10 天为 1 个疗程。

【适应证】各型颈椎病。

【注意事项】空腹、过饱、极度疲劳和对灸法恐惧者，应慎施灸；对于体弱患者，灸治时艾炷不宜过大，刺激量不可过强，以防晕灸。

【出处】田从豁，臧俊岐.《中国灸法全书》黑龙江科学技术出版社．

综合评按： 在中医学中并无"颈椎病"的病名，但其症状近似于中医的"痹证""痿证""头痛""眩晕""项强"等，中医书籍中还有所谓"骨错缝""筋出槽"等描述。早在《黄帝内经》中，对痹证就做过如下描述："风寒湿三气杂至，合而为痹也。其风气胜者为行痹，寒气胜者为痛痹，湿气胜者为着痹也。"还根据症状和部位，将痹证分为筋痹、骨痹、脉痹、肌痹和皮痹。这些描述中其实已包括了对颈椎病的描述。由此可见，颈椎病多见于外感风寒湿邪，伤及经络，或长期劳损，肝肾亏虚，或痰瘀交阻，气滞血瘀等原因引起。《杂病源流犀烛》谓："凡颈项强痛，肝肾膀胱病也，三经受风寒湿邪。"现代医学认为颈椎稳定性由两方面来维持，一是内源性平衡系统：包括椎体、附件、椎间盘、相连韧带，是静力平衡；二是外源性平衡系统：由颈部肌肉调节和控制，是颈椎运动的原始动力，为动力平衡。正常情况下，动力平衡与静力平衡处于动态平衡中。由于频繁的头颈部活动、长期低头伏案工作、天气变化等因素刺激，造成颈部局部软组织出现无菌性炎症、渗出、组织肿胀等，继而发生机化粘连，使肌肉、韧带等纤维组织变性、挛缩，久而导致颈部肌肉、韧带等软组织功能失调，颈椎外源性失稳，不能维持颈椎生理弧度及内源稳定性，从而加速颈椎（尤其是椎间盘）的退变，发生颈椎病。

第三节　肌筋膜炎

肌筋膜炎亦称肌纤维炎，是临床常见病症，以慢性软组织源性疼痛且伴有一个或多个激痛点为主要特征的一组临床症候群，可发生于人体多个部位，是颈肩背痛、软组织痛及关节周围痛的常见病因。多因肌肉及筋膜外伤治疗不当或反复长期的劳损而形成，其中患者有明显的局限性疼痛，可触及硬结或条索为其最主要的临床特征。

1. 临床诊断

（1）有外伤后治疗不当、劳损或外感风寒等病史。

（2）腰背部酸痛、肌肉僵硬、有沉重感，阴雨天及劳累后症状加重。

（3）多主诉腰背部、臀部弥漫性疼痛，两侧骶棘肌外缘及骶髂关节部位，腰方肌在第 1、2、3 腰椎横突及第 12 肋止点部位常为疼痛的引发区。

（4）腰背部有固定压痛点或压痛较为广泛，背部肌肉僵硬，沿竖脊肌走行方向常可触到条索状改变，X 线检查无阳性体征。

2. 中医分型

（1）寒湿阻滞型：患肢抽掣疼痛，酸胀沉重，抬举困难，遇阴雨天加剧，得暖则舒。舌淡苔白腻，脉沉细或弦。

（2）湿热蕴结型：患肢沿经脉走行方向掣痛、胀痛或灼痛，遇热则甚，伴见胸胁苦满，口苦咽干，面色灰垢或萎黄。舌红苔黄厚腻，脉濡数。

（3）气滞血瘀型：患肢疼痛如锥刺且固定不移，痛不可按，局部寒热不明显，面色晦滞。舌质紫暗或有瘀点，舌苔白，脉沉涩或细弦。

（4）肝肾亏虚型：筋痹日久不愈，反复发作，隐隐作痛，筋脉屈伸不利，步履艰难，肌肉消瘦，肢体无力，伴见腰膝酸软，头晕耳鸣。舌淡苔少，脉沉细无力。

一、药物外治法

（一）熏蒸法

处方 015

伸筋草、透骨草、葛根、当归、川芎、木瓜、海桐皮、宽筋藤、川草乌、地鳖虫、防风、桂枝各适量。

【**用法**】以上药物用纱布袋盛装，置于加热容器内，煎成药汁，放入蒸汽熏蒸床，患者在蒸汽熏蒸床治疗 30 分钟。每日 2 次，10 天为 1 个疗程，一般进行 2 个疗程。

【**适应证**】各型肌筋膜炎。

【**注意事项**】防止药液过热烫伤皮肤。

【出处】《内蒙古中医药》2012，31（14）：6.

（二）离子导入法

处方 016

雪莲 100g，红花 75g，当归 75g，伸筋草 75g，血竭 30g。

【操作】把上药放入备好的玻璃瓶中，加白酒 5L，浸泡 30 天。用时浸渍在 5cm×3cm 方纱块上贴于治疗处。使用 K89- Ⅲ 型电脑中频治疗仪，让患者俯卧于硬板床上，以激痛点、皮下结节为阴极，下衬一层盐水纱布，放置电极按摩板，顺肌纤维方向为阳极，放置药液浸渍纱布块，将阳极板固定其上，调整多功能治疗仪电、磁疗刺激量，以患者感觉合适为宜，治疗 30 分钟。每天 1 次，10 次为 1 个疗程。

【适应证】各型肌筋膜炎。

【注意事项】防止电极短路；防止电流过大致电灼伤。

【出处】《中国疗养医学》2010，19（7）：628.

二、非药物外治法

（一）针灸法

处方 017

结筋病灶点。

【操作】触诊：患者俯卧在病床上，医者沿其足太阳经筋进行细致检查，具体手法包括拿、按、循、摸等。静态选点法，在肌肉解剖结构上的起止点逐一地上下或左右循按，寻找最佳的阳性点；动态选点法，使患者被动运动，或使患者处于一个引起疼痛的极限体位，从而查出结筋病灶点。同时结合问诊与触诊，仔细询问疼痛部位，让患者手指指出疼痛的确切部位，以缩小检查范围。

　　针刺操作方法：触诊后选择 8~12 个结筋病灶点，用记号笔做记号，局部皮肤做常规消毒。选择相应规格毫针，如腰椎横突，需采用三寸针；膈俞穴，则采用一寸半或两寸针，针刺方向均根据腧穴部位而定。进针以无痛为宜，采用针管进针，确定进针部位后迅速将毫针刺入结筋病灶点，在毫针刺入一定的深度之后，患者会有酸、麻、胀、痛或电击、灼热感等，并向四周放射，进而产生得气感。留针 30 分钟，出针后用无菌纱布按压 1 分钟，若有出血点则按压至不出血为止。每天 1 次，共治疗 8 周。

【适应证】各型肌筋膜炎。

【注意事项】防止晕针、断针。

【出处】《中医学报》2019，34（11）：2454–2458.

（二）拔罐法

处方 018

阿是穴。

【操作】取阿是穴或肿胀处，或条索硬结明显处（最多选 3 处），用 75% 乙醇消毒局部皮肤，细火针烧红，快速点刺 1~2 下，间隔 0.5~1.0cm。然后加拔火罐于点刺部位之上，留置 5~10 分钟。取罐时火针点刺处会有白色或黄色液体或血液渗出，以消毒干棉球拭净。每周 2 次，疗程 2 周。

【适应证】各型肌筋膜炎。

【注意事项】治疗当天禁止洗浴和按摩施治部位；禁止涂抹药膏和外敷膏药。

【出处】《实用中医药杂志》2019，35（10）：1261.

处方 019

阿是穴及结节处（疼痛广泛者取压痛明显部位，寻找筋结节点）。

【操作】嘱患者俯卧位暴露腰背部，寻找并确定挑刺部位，局部穴位常规消毒后，操作者手持三棱针，快速准确挑刺压痛点、结节处穴位，然后在挑刺穴位处拔火罐。留罐 10 分钟左右后起罐，其后使用 75% 乙醇棉球将出血和渗液擦拭干净再次进行消毒。每天 1 次，5 次为 1 个疗程，每个疗程结束后休息 2 天，治疗 3 个疗程。

【适应证】各型肌筋膜炎。

【注意事项】留罐时间勿过长；防止烫伤。

【出处】《长春中医药大学学报》2019，35（2）：281.

处方 020

督脉、膀胱经。

【操作】患者取俯卧位，露出背部。

（1）闪罐：找到患者背部两侧的膀胱经，对其进行三次闪罐循环，完成闪罐过程后将火罐取下。

（2）揉罐：在闪罐之中选取一个余留温度最高的，将火罐底部在背部两侧的膀胱经进行三次力道适度的揉动，之后缓慢移到另一穴位，顺着背部穴位及经络循序进行。

（3）推罐：将少量的润滑剂均匀涂抹于患者背部，保持推罐适中吸力，自大椎顶部起至阳关穴推罐循环三次，顺序为先督脉后膀胱经，直至背部皮肤红晕。

（4）抖罐：在患者背部经脉上利用手腕的力量晃动火罐，循环三次。

（5）坐罐：用温水湿润毛巾擦拭患者的背部，依次在督脉及患处进行坐罐，保持 5 分钟。对火罐的力度及皮肤情况进行观察，拔罐过程询问患者是否有不适感，若患者难以忍受要停止坐罐。

（6）取罐：取罐时以一手抓住罐体，用另一只手的拇指按压罐体周围的皮肤，让空气进入罐体，直至吸附力消失，拔除罐体。罐体拔除之后以热毛巾敷于背部，毛孔闭合后帮助患者穿衣，结束后让患者饮下热水以便排除毒素。

10 天为 1 个疗程，2 天治疗 1 次。

【适应证】各型肌筋膜炎。

【注意事项】治疗后 1 天内不可洗澡，保证睡眠，注意防止着凉。

【出处】《内蒙古中医药》2016，35（15）：167.

（三）推拿法

处方 021

足太阳膀胱经。

【操作】

（1）患者取俯卧位。医生用掌推法沿脊柱两侧自上而下行推法，时间 2

分钟。

（2）沿腰椎两侧足太阳膀胱经用掌根揉法、滚法施术，手法宜深沉而缓和，时间约 5 分钟。

（3）以双手拇指点揉两侧三焦俞、肾俞、气海俞、大肠俞、关元俞、膀胱俞、志室、秩边等穴位，配合弹拨紧张的肌索，时间 5 分钟。

（4）对下肢牵掣痛者，在患侧臀部及下肢前外侧行滚法、按揉法，时间约 5 分钟。

（5）沿腰部两侧膀胱经用掌擦法，横擦腰骶部，以透热为度。隔日 1 次，每次 20 分钟。

3 次为 1 个疗程，连续治疗 2 个疗程。

【适应证】各型肌筋膜炎。

【注意事项】循序渐进，避免患者抵抗。

【出处】《广州中医药大学学报》2019，36（12）：1958.

处方 022

腰背部压痛点。

【操作】以广州中医药大学第一附属医院自主设计的头端尖、尾端大的特制木棍作为治疗辅助工具。操作者根据患者病情详细查体，在腰背部找到压痛点，一般可触及条索或结节。利用治疗棍，先采用擀法大面积放松腰背部肌肉、筋膜，再以搓揉法及切法松解表层肌肉的粘连，然后在压痛点或结节处施以点按法，通过手法彻底松解软组织。隔日 1 次，每次 20 分钟。3 次为 1 个疗程，连续治疗 2 个疗程。

【适应证】各型肌筋膜炎。

【注意事项】力度由轻到重，用力均匀渗透，以患者能耐受为宜，切忌使用暴力。

【出处】《广州中医药大学学报》2019，36（12）：1958.

（四）综合疗法

处方 023

痛点或硬性条索处。

【操作】治疗时患者骑坐于椅子上，背对医者。医者在肩背部找到痛点或硬性条索处，指切定位。局部皮肤常规消毒后，铺无菌洞巾，抽取 2% 盐酸利多卡因注射液 0.5ml+ 醋酸泼尼松龙注射液 0.5ml，进针到病灶部注射 1ml。医者戴无菌手套，持汉章 4 号小针刀，将针刀刺入病灶，实施纵行切割、横向剥离粘连、条索，铲拨结节硬块等手法。术毕，患者应有轻松感。出针刀后，针孔处用无菌棉球按压 2 分钟左右，术野用 75% 乙醇常规消毒，然后用创可贴或无菌纱布覆盖。每周 1 次，治疗 1~2 次。每周复查 1 次，治疗 2 周。

【适应证】各型肌筋膜炎。

【注意事项】3 天内针孔勿沾水或污染。

【出处】《海军医学杂志》2013，34（2）：85.

综合评按：肌筋膜炎是一种慢性无菌性炎症性疾病，多因肌肉的急性扭挫伤未能及时治疗或由于长期单一姿势长期负重的体力劳动等，使得痛部肌肉及筋膜反复长期受外力牵拉而形成本病，以上多种原因均可使肌肉及筋膜产生无菌性炎症，渗出水肿，日久不愈而致粘连及纤维病变。中医外治法治疗肌筋膜炎，或用熏蒸，或用药物离子导入，或用推拿，或用针刺，各具特色，体现中医疗法简、便、验、廉的特点，均可取得较满意的疗效。外治法可使药物的有效成分通过毛孔、皮肤吸收进入人体内，改善病变部位的血液循环和代谢，促进渗液的吸收，减轻或消除关节、肌肉组织的炎症反应，达到治疗目的。除上述治疗以外，还应指导患者进行功能锻炼，才能取得理想的远期疗效。

第四节　胸廓出口综合征

胸廓出口综合征是指在胸廓出口处，由于各种先天或后天继发因素导致臂丛神经或锁骨下动脉或锁骨下静脉受压迫而产生的一系列上肢神经、血管症状的统称。临床表现主要有肩、臂及手部出现疼痛、麻木、无力，甚至肌萎缩，手部发冷、青紫，桡动脉搏动减弱、消失等。本病在中医学中属"颈肩痛""痹证"范畴，劳损及感受风寒湿邪为其病因，疼痛、麻木为其主症。《素问·痹论》曰："痛者，寒气多也，有寒故痛也。其不痛不仁者，病久入深，荣卫之行涩，经络时疏……皮肤不营，故不仁。"

1. 临床诊断

（1）有上肢疼痛、麻木、肌力减弱等神经系统受压症状。

（2）有上肢血液循环障碍症状：患肢发冷、乏力（动脉受压）或水肿、发绀（静脉受压）。

（3）斜角肌紧张试验、肋锁挤压试验、超外展试验阳性，桡动脉搏动减弱或消失。

（4）X 线片可见颈肋，颈 7 横突过长及肋锁骨畸形。

（5）肌电图：肌肉失神经支配，神经传导速度减慢。

2. 中医分型

（1）气滞血瘀型：颈部及肢体麻木、胀痛、痿软无力。舌质紫暗或有瘀斑，舌苔薄白，脉弦或涩。

（2）寒凝气滞型：肢体痹痛、拘挛，末梢苍白、寒凉发冷。舌质白或紫，舌苔腻，脉沉紧。

一、药物外治法

（一）热敷法

处方 024

当归 30g，狗脊 30g，伸筋草 20g，五加皮 20g，炙生姜 20g，透骨草 20g，羌活 20g，独活 20g，防风 15g，秦艽 15g，千年健 15g，川芎 15g，红花 15g，威灵仙 15g。

【用法】将上述药物浸泡后，置于纱布袋中，再放入可加热容器中，容器中加水至完全浸泡药袋为止，再将容器加热煮沸后取出药袋，晾至患者可接受温度，置于患侧锁骨上窝热敷即可。每日 2 次，每次约 20 分钟，10 次为 1 个疗程。

【适应证】各型胸廓出口综合征。

【注意事项】防止过热烫伤皮肤。

【出处】《辽宁中医杂志》2009，36（5）：788.

处方 025

红花、花椒、防风、艾叶、伸筋草、草乌、桂枝、鸡血藤、川芎、泽兰、木瓜、牛膝、透骨草、当归、苏木各 30g。

【用法】煎汤热敷患处，每天 2 次。

【适应证】各型胸廓出口综合征。

【注意事项】防止过热烫伤皮肤。

【出处】《中医正骨》2004，16（3）：30.

（二）穴位注射法

处方 026

复方当归注射液 2ml、维生素 B_{12} 注射液 1ml。

【操作】局部皮肤常规消毒，取 5ml 一次性注射器抽取复方当归注射液 2ml、维生素 B_{12} 注射液 1ml，用无痛快速进针法将针刺入皮下组织，然后慢慢推进，得气，回抽无血后，将药物注入。隔日 1 次，5 次为 1 个疗程，每个疗程间隔 2 天，连续观察治疗 2 个疗程。

【适应证】各型胸廓出口综合征。

【注意事项】缓慢注药，以免误入血管、神经。

【出处】《湖南中医杂志》2008，24（4）：5-6.

二、非药物外治法

（一）针刺法

处方 027

极泉、清灵、臂中、C_{2-7} 夹脊穴、肩三针（肩髃、肩前、肩贞）、臂臑、曲池、外关、合谷、八邪、足三里、阳陵泉、三阴交。

【操作】患者取仰卧位、自然放松，充分暴露针野，穴位皮肤常规消毒。先刺右侧极泉，原穴沿经下移 1 寸避开腋毛，直刺 1~1.5 寸，右侧上肢抽动 1 次后出针；清灵直刺 1~1.5 寸，施提插补法，右侧上肢抽动 1 次后出针；臂中直刺 0.5 寸，施提插补法，右侧上肢抽动 1 次后出针；$C_{2~7}$ 夹脊穴常规针刺；肩三针（肩髃、肩前、肩贞）向三角肌方向斜刺 1.5~2.5 寸；臂臑进针 1.5~2.5 寸；曲池直刺 1 寸；外关直刺 1 寸；合谷进针 0.5~1 寸；八邪进针 0.5 寸；足三里、阳陵泉、三阴交按常规针刺，施用捻转补法。留针 30 分钟，每日 1 次，10 次为 1 个疗程。

【适应证】各型胸廓出口综合征。

【注意事项】防止晕针、断针。

【出处】《上海针灸杂志》2012，31（8）：603.

处方 028

肩痛穴、颈痛穴。

【操作】穴位常规消毒后，采用 0.30mm×75mm、0.30mm×50mm 一次性无菌针灸针，于患肢对侧足三里下 2 寸、胫骨前缘旁开一横指取肩痛穴，直刺 2.5 寸，提插捻转，使针感放射至足尖，患肢有轻松感，留针 5 分钟；于患肢对侧手背第 4、5 掌骨间颈痛穴直刺 0.5~1 寸，捻转得气，使针感放射至指尖，留针 5 分钟。两穴交替施治，隔日 1 次，2 周为 1 个疗程。

【适应证】各型胸廓出口综合征。

【注意事项】防止晕针、断针。

【出处】《国医论坛》2017，32（4）：37。

（二）推拿法

处方 029

患侧斜角肌部、腋窝部、合谷、外关、手三里、风池、扶突、天鼎、缺盆、肩井、肺俞、天宗。

【操作】

（1）点穴镇痛法：从患肢远端向近端点揉相应穴位，重点对合谷、外关、手三里、风池、扶突、天鼎、缺盆、肩井、肺俞、天宗进行点揉。每穴 1~2 分钟，重复 2~3 次。

（2）弹拨松筋法：对下颈椎横突部、患侧斜角肌部、腋窝部（极泉穴）的血管神经束进行弹拨松解，使患肢出现向肢体远端放射的麻痛感，对挛缩组织进行提拿弹拨手法松解。

（3）活节整复法：①头颈的活节整复手法：术者一手托住患者下颌，令患者枕部靠在术者身上，将头颈向上牵拉，另一手在患侧颈椎横突部和臂丛神经斜角肌部进行按摩。然后提捏双侧风池穴，并做颈部屈伸、旋转、侧向活节动作。频率不宜过快，防止患者发生眩晕。②颈肩部的活节整复手法：术者一手掌托住患者下颌，令患者枕部夹持于术者身前做反向牵伸，另一手将患侧上肢做外展后伸、上举外展等活节动作，并提拿肩井穴和点揉肺俞、天宗穴，使胸廓出口部软组织得到松解。

每日1次，10次为1个疗程。

【适应证】各型胸廓出口综合征。

【注意事项】手法力度应循序渐进，避免损伤。

【出处】《辽宁中医杂志》2009，36（5）：788。

（三）针刀疗法

处方030

C_5、C_6关节突最明显压痛点及冈下窝痛性肌条索（冈下肌、小圆肌）。

【操作】标记治疗部位，局部常规消毒后，一手按压进针点周围皮肤使之凹陷，一手持针刀，刀口线与肌纤维方向一致，快速进针，抵达关节突及肩胛骨骨面，纵行、横行剥离各3~5下。术中所有患者会有施术部位强烈的酸胀针感，关节突剥离时大多有酸胀感向肩背部放射，有的放射至肘外侧、前臂，甚至拇、食指。冈下窝痛性肌条索剥离时可明显感觉针下肌肉收缩，酸胀感可向肘外侧、前臂、虎口区放射。术闭出针后，压迫针孔数分钟止血。每周治疗1次，治疗1~4次。

【适应证】各型胸廓出口综合征。

【注意事项】注意进针深度，防止损伤肺部。

【出处】《中国骨伤》2009，22（3）：216。

综合评按：胸廓出口综合征绝大多数是由于小斜角肌的腱性纤维、前中斜角肌，胸膜上筋膜形成异常束带卡压引起，也可由于第1肋肥厚、畸形或颈肋及颈椎横突过长压迫引起。采用中医外治法治疗，患者乐于接受，或热敷，或穴位注射，或推拿，或针刺，各具特色，体现中医疗法简、便、验、廉的特点，均取得较满意的疗效。所选药物大多为温通经络、祛风寒湿邪、舒筋止痛之品。外治法可使以上药物的有效成分通过毛孔、皮肤吸收进入人体内，改善病变部位的血液循环和代谢，促进渗液的吸收，减轻或消除关节、肌肉组织的炎症反应，达到治疗目的。保守治疗胸廓出口综合征施术简便，疗效良好。除上述治疗以外，还应指导患者进行功能锻炼。首先要对疾病进行说明并做生活指导，以消除患者的不安情绪和避免做使症状恶化的动作（如持重或上肢上举等）；其次需通过体态训练纠正患者的不良姿势（如长时间的伏案工作，用橡皮带悬吊患肢等），不良姿势的改善可使肋锁间隙扩大及臂丛神经松弛；最后还应进行肩胛带周围肌肉的强化训练，以提高肌肉的持久力，才能取得理想的远期疗效。

第五节　肩周炎

肩关节周围炎是指因肩关节周围的肌腱、韧带、腱鞘、滑囊等软组织的退行性变和急、慢性损伤，加之感受风寒湿邪致局部产生无菌性炎症，从而引起以肩关节疼痛和功能障碍为主症的肩部疾病，简称肩周炎。因其好发于中老年人，尤其以 50 岁左右年龄组的发病率为最高，故又有"老年肩""五十肩"之称。此外，该病普遍具有患肩关节僵硬和遇热痛减、遇冷痛甚等特点，故常被称为"冻结肩""肩凝症""粘连性肩关节炎""露肩风""漏肩风""肩凝风"等。本病具有缓慢发病、逐渐加重、经数月或更长时间可自行减轻以至自愈的发病特点。病程多在数月至数年之间，一般不复发。

1. 临床诊断

（1）多发于中老年人，或继发于肱二头肌腱炎或上肢创伤。

（2）肩部疼痛、压痛、放射痛，夜间疼痛加剧。

（3）活动受限，以上臂外展、上举、后伸、内旋最为明显。

（4）可有三角肌肿胀，后期可有肌萎缩。

（5）X 线检查多为阴性，部分患者可有肌腱钙化、骨质稀疏或肱骨头上移及增生。

2. 中医分型

（1）风寒湿阻型：肩部窜痛，遇风寒痛增，得温痛缓，畏风恶寒，或肩部有沉重感。舌质淡，苔薄白或腻，脉弦滑或弦紧。

（2）气滞血瘀型：肩部肿胀，疼痛拒按，以夜间为甚。舌质暗或有瘀斑，舌苔白或薄黄，脉弦或细涩。

（3）气血两虚型：肩部肿胀，疼痛拒按，以夜间为甚。舌质暗或有瘀斑，舌苔白或薄黄，脉弦或细涩。

一、药物外治法

（一）热敷法

🥣处方 031

酒大黄 20g，血竭 10g，芒硝 30g，全蝎 9g，蜈蚣 2 条，水蛭 6g，生草乌、川乌各 6g，徐长卿 30g，乳香 9g，没药 9g，透骨草 12g。

【**用法**】以上药物打粉过 60 目筛，装入薄布袋。治疗时将布袋用 50° 醋浸泡 20 分钟，取出敷于患处，并加用神灯烤。每次 60 分钟，每日 2 次，7 天为 1 个疗程。

【**适应证**】各型肩周炎。

【**注意事项**】治疗时密切观察局部皮肤变化，以免局部烫伤。

【**出处**】《中医临床研究》2014，6（6）：75–76.

（二）药棒法

🥣处方 032

生川乌 30g，桂枝 30g，红花 30g，细辛 20g，威灵仙 20g，海风藤 30g。

【**用法**】上述药物水煎，取药液，再取 1 根长约 40cm、宽约 2cm、厚约 1.5cm，表而光滑、略成弧形的木棒，在药液中浸透数日后备用。治疗时在患侧涂擦适量药水，然后用木棒叩击患侧的肩髃、肩髎、肩前、曲池、阿是穴等，待药液吸收完全后，再涂药、叩击，直至局部出现斑块或皮肤呈橘皮状，患者自感灼热、疼痛减轻或消失为止。一次药棒叩击约 15 分钟，每日 1 次，5 次为 1 个疗程。

【适应证】风寒湿阻型肩周炎。

【注意事项】治疗时密切观察局部皮肤变化，以免局部皮肤破损、皮下出血。

【出处】《中国民间疗法》2016，24（5）：40–41.

二、非药物外治法

（一）针刺法

处方 033

肩部阿是穴、肩髃、肩前、肩贞、阳陵泉、中平穴（足三里下 1 寸）。

【操作】穴位局部常规消毒后行毫针刺法，针刺深度在 1~2 寸之间，局部穴位采用强刺激，远端穴位采用中等强度的刺激。留针时间为 20 分钟，留针过程中每 5 分钟捻针 1 次，每日 1 次，10 次为 1 个疗程。

【适应证】各型肩周炎。

【注意事项】肩前、肩贞需把握好针刺角度和方向，切忌向内斜刺、深刺；阳陵泉深刺或透向阴陵泉。

【出处】王启才，杨骏，高树中，等 .《针灸治疗学》中国中医药出版社 .

（二）拔罐法

处方 034

肩部疼痛部位。

【操作】患者取自然合适体位，将罐具常规消毒，根据拔罐部位选取合适型号的玻璃罐。用闪火法，将罐扣于相应部位，力量以患者耐受为度。留罐 15 分钟。

【适应证】各型肩周炎。

【注意事项】治疗时密切观察局部皮肤变化，以免局部烫伤、起疱；拔罐后局部皮肤应避免受凉、受风。

【出处】《实用中西医结合临床》2013，13（4）：6–7.

处方 035

肩关节局部压痛明显处。

【操作】患者取俯卧位，暴露病变部位，常规消毒后，用消毒的三棱针在肩关节局部压痛明显处点刺 2~3 下至出血，然后在点刺部位拔火罐，留置 5~10 分钟起罐。起罐后用消毒干棉球将出血擦净，再用 75% 乙醇进行局部消毒。一般选取 1~2 个压痛点施以刺络拔罐，隔日治疗 1 次，每周 3 次。

【适应证】各型肩周炎。

【注意事项】治疗时避开局部血管、神经及瘢痕组织；治疗后局部保持 24 小时干燥，勿受凉、受风。

【出处】《中医外治杂志》2016，25（3）：42-43.

处方 036

煮罐用药：威灵仙 15g，桑枝 10g，细辛 9g，乳香 6g，没药 6g，透骨草 10g，伸筋草 10g，羌活 10g。

取穴：肩部阿是穴、肩髃、肩髎、臂臑、肩贞、肩前穴。

【操作】上述药物煎煮至沸腾后，将大小不等的竹罐放入药液中煮 5~8 分钟，然后迅速将竹罐夹出，罐口朝下，甩净水珠，用毛巾迅速将水吸干，立即将干热的竹罐扣在所选穴位上。每次选取 5 个穴位，留罐 5~10 分钟。每日 1 次，10 次为 1 个疗程。

【适应证】风寒湿阻型、气滞血瘀型肩周炎。

【注意事项】因竹罐不透明，应根据患者皮肤程度合理选取留罐时间，避免将皮肤烫伤或拔出水疱。

【出处】岳民生，赵延宾，司翠权，等 .《颈肩腰腿痛临床诊断与治疗》化学工业出版社 .

（三）刮痧法

处方 037

主穴：肩三带（肩前带由肩峰起沿肩关节前内缘至腋前纹头顶端，肩后带由锁骨肩峰端直下经臑俞至肩贞向下至腋后纹头，肩中带由肩峰起向外侧至肱骨外侧中段）、肩髃。配穴：天宗、曲池、外关、中诸、合谷、阳陵泉、条口、悬钟等。

【操作】患者取舒适坐位，嘱其放松，暴露患肩，根据患者肩部疼痛和功能受限程度，涂刮痧油。先从疼痛与功能受限轻的部位刮起，然后选择症状重的部位，用泻法刮法。具体步骤：①肩前带由肩峰处起沿肩前向下刮至腋前纹头，沿途着力点在肩关节内缘，向肩外着力点做点、按、弹拨法刮之。②肩后带起于锁骨肩峰端（巨骨穴），直下刮至腋后纹头，刮痧板的作力面系于肩胛骨外侧面（运板方向是向脊椎方向着力）。③肩中带由肩髃穴起沿三角肌、上臂外侧向下刮至上臂外侧中段。④刮拭肩髃穴，先找准肩髃穴位置（凹陷处），用刮痧板之厚角由一点向四周挑，每个方向各挑30 次，视出痧情况决定刮拭次数。刮拭完以上重点部位，视病情选择不同配穴。以上各部位刮拭均以患者能耐受为前提，视体质及出痧情况决定刮痧次数及强度，以出现痧点、痧块为宜，刮治后需饮 1 杯白开水，以助痧毒排泄。5 天治疗 1 次，治疗 3 次。

【适应证】风寒湿阻型、气滞血瘀型肩周炎。

【注意事项】治疗中以刮痧部位出现红色或紫色痧点或痧斑为宜，避免过度治疗引起局部严重充血、损伤；治疗后 48 小时内局部保持清洁干燥。

【出处】《上海针灸杂志》2018，37（9）：1055-1058.

（四）推拿法

处方 038

详见【操作】。

【操作】患者取正坐位，医者立于患者背侧，先点按缺盆、肩髎、肩贞、天宗等穴，待肩臂热胀后，进行下述手法。

（1）捏肩：医者用手的拇、食、中三指捏、揉、拿患侧肩部斜方肌上缘 3~5 遍。

（2）揉臂：医者立于患者外侧，双手合揉患肩关节，然后用按揉法自肩至腕部操作 3~5 遍，用力由重到轻，再由轻到重。

（3）大旋：医者立于患者患肢外侧，将患肢向前、向后大幅度旋转3~5 次。

（4）运肘：医者反手握住患侧的小指、无名指和中指（术者反掌将掌心与患者的掌心相对，拇指与其余四指握住患者的小指、无名指和中指），将患肢腕关节掌屈，并带动前臂向患者肩前方屈肘，抵于肩前方后，带动前臂内旋并沿患者腋前线方向，向下牵抖 3~5 次（亦称运抖法 1）。

（5）下牵：接上述动作，将患肢沿腋中线方向，向下牵抖 3~5 次（亦称运抖法 2）。

（6）反牵：接上述动作，将患肢沿腋后线方向，向下牵抖 3~5 次（亦称运抖法 3）。

（7）双牵：完成上述手法后，将患者的患肢与健肢在胸前交叉，医者双手分别握住患者的双腕，向后牵拉 3~5 次；然后将患者的健肢和患肢交叉换位，再进行 3~5 次的牵拉。

（8）活肘：医者站于患侧的侧后方，面向患者背部，将患肢上臂内旋，肩关节轻微内收，使前臂置于背后，肘关节屈曲至最大幅度。医者一手托住患肘，一手握住腕部，握腕之手向外，托肘之手向内做相反方向的拉伸，以患者能耐受为度。

（9）运肩：医者将患者的患肢搭于自己的肘部，两手交叉扣于患肩。其中一手扣于肩峰，医者用自己的肘部带动患肢上臂进行环形转动，扣于肩峰的手随着转动揉搓患肩，左右各转动 5~10 次。

（10）搓肱：医者立于患肩的外侧，用搓法操作于上肢，自肩关节至腕关节，反复 3~5 次。

【适应证】各型肩周炎。

【出处】严隽陶.《推拿学》中国中医药出版社 .

（五）灸法

处方 039

肩髃、肩贞、肩髎、中平穴、阳陵泉等。

【操作】患者取坐位，全身放松，选取以上穴位；用单孔灸盒配合艾条段做温和灸，每个穴位灸 2 壮。5 天为 1 个疗程，中间间隔 2 天，共治疗 2 个疗程。

【适应证】各型肩周炎。

【注意事项】施灸后局部出现微红、灼热属正常现象，无须处理；治疗部位应避免受凉、受风。

【出处】《新疆中医药》2017，35（2）：33-35.

综合评按：目前肩关节周围炎采用中药外治法治疗多见于两种或两种以上方法配合使用，患者乐于接受，各具特色，可取得较满意的疗效。所选药物大多为温通经络、祛风寒湿邪、舒筋止痛之品。外治法可使以上药物的有效成分通过毛孔、皮肤吸收进入人体内，改善病变部位的血液循环和代谢，减轻或消除关节、肌肉组织的炎症反应，达到治疗目的。如借助现代科学技术的电、磁、光、声的能量，可进一步促进药物的吸收；同时还可使用透皮促进剂，提高皮肤的渗透吸收速率，使药物发挥并保持最大的治疗作用。

第六节　肩 - 手综合征

中风后肩 - 手综合征又称反射性交感神经性营养不良综合征，主要是指中风后并发肩、手疼痛及肢体运动障碍。临床表现为患侧上肢出现疼痛、皮肤变色、皮温升高、血管功能障碍、营养障碍、水肿及上肢活动功能受限等。

1. 临床诊断

（1）手和腕部水肿。

（2）手部血管舒缩功能改变（皮肤表面变红，皮温升高）。

（3）腕、掌指关节、指间关节触痛。

上述肩和手的症状全部出现为临床确定的肩 - 手综合征，若仅有手部症状而肩部不受累或仅出现手部肿胀伴掌指关节和 / 或腕部触痛为临床可能的肩手综合征。

中风后肩 - 手综合征属于中医学"肩痹"范畴，从患者整体情况来看，"风"已逐渐平息，而瘀血、痰浊却未去。气血瘀滞、脉络闭阻是导致本病发生的基本病机，脉络瘀滞，筋脉失柔，骨节失灵，不通则痛，血瘀水停，故出现肩、手关节疼痛、肿胀，甚至肌肉挛缩，活动不利。

2. 中医分型

（1）风痰瘀阻型：头晕目眩，痰多而黏。舌质暗淡，舌苔薄白或白腻，脉弦滑。

（2）痰热腑实型：腹胀，便干便秘，头痛目眩，咯痰或痰多。舌质暗红，苔黄腻，脉弦滑或弦滑而大。

（3）气虚血瘀型：半身不遂，口舌歪斜，语言謇涩或不语，面色㿠白，气短乏力，口角流涎，自汗出，心悸，便溏，手足肿胀。舌质暗淡，苔白腻，有齿痕，脉沉细。

（4）风火上扰型：眩晕头痛，面红耳赤，口苦咽干，心烦易怒，尿赤便干。舌质红绛，苔黄腻而干，脉弦数。

（5）阴虚风动型：半身不遂，口舌歪斜，语言謇涩或不语，感觉减退或消失，眩晕耳鸣，手足心热，咽干口燥。舌质红而体瘦，少苔或无苔，脉弦细数。

一、药物外治法

（一）涂擦法

🥣 处方 040

红花 10g，川芎 90g，桂枝 10g，伸筋草 30g，透骨草 20g，赤芍 30g，路路通 10g。

【用法】将上药放在特制的容器中，加入用60° 白酒与灭菌蒸馏水勾兑成的浓度为20° 的白酒中，使白酒没过药材，密封浸泡1~2 周，泡至白酒呈琥珀色，去渣使用。涂擦时充分暴露皮肤，在患侧肩下垫一次性治疗巾，然后用药液浸湿大棉棒反复涂擦患肢肿胀部位，避开皮肤破损。每天 2 次，每次涂 15 分钟，4 周为 1 个疗程。

【适应证】气虚血瘀型肩 – 手综合征。

【注意事项】擦拭部位皮肤破损者禁用。

【出处】《浙江中西医结合杂志》2019，29（2）：152–154.

（二）熏洗法

处方 041

川芎 15g，木瓜 15g，赤芍 20g，当归 20g，红花 20g。

【用法】上药加水煎煮后带药渣，先熏后洗，用毛巾蘸药液，包裹外敷于患部，每次敷 25~30 分钟。每日 2 次，4 周为 1 个疗程。

【适应证】各类肩 - 手综合征。

【注意事项】注意水温，避免烫伤。

【出处】《中医临床研究》2019，11（24）：36-37.

（三）热敷法

处方 042

黄芪 50g，干姜 10g，艾叶 20g，白术 20g，骨碎补 20g，当归尾 20g，红花 10g，赤芍 20g，延胡索 20g，大黄 20g，地龙 20g，桂枝 20g。

【用法】上药均打成细段，加水、酒共 500ml 煎煮成 200ml，药渣取出以棉布包裹，药液过滤备用。治疗时以药液打湿药包，微波炉加热至 50~60℃。先快后慢，反复回旋烫熨患侧肢体，以局部皮肤稍稍发红为宜。每次治疗 20 分钟，上、下午各 1 次。

【适应证】风痰瘀阻型肩 - 手综合征。

【注意事项】注意水温，以患者能耐受、不烫伤为宜。

【出处】《广西中医药大学学报》2019，22（2）：29-30.

（四）综合疗法

处方 043

针刺取穴：中脘、商曲（病灶侧）、外陵（患肢侧）、上风湿点（患肢侧）、上风湿外点（患肢侧）。

骨外洗方：川乌 20g，生草乌 20g，桂枝 15g，水煎取液。

【操作】

（1）针刺法：穴位局部皮肤用碘伏消毒后，用 0.22mm×25mm 一次性毫针针刺。留针 30 分钟。

（2）中药离子导入法：采用骨外洗方，治疗时将专用布片 2 片置于中药液中煮沸后，分别置于患侧肩前、肩贞穴，应用 YK-2000B 中频电疗机，将电极片置于布片上并固定，刺激强度以患者耐受为度。时间 20 分钟。

每周 5 次，共治疗 4 周。

【适应证】各型肩 – 手综合征。

【注意事项】皮肤出现破溃者禁用。

【出处】《现代中西医结合杂志》2019，28（22）：2421-2424.

二、非药物外治法

（一）针刺法

🔨 处方 044

颞三针、舌三针、肩三针、手三针、足三针。

【操作】颞三针：针刺患者的右侧颞部，针尖与穴位呈 30° 角，向下沿皮平刺 1.2 寸左右，以局部产生麻、胀、酸感，或放射至整个头部为度。舌三针：针尖向舌根方向直刺，进针 1.2 寸左右，运用捻转手法，使针感向舌根或口腔、颊部放射，以咽喉部有发热、麻、胀感为度，用平补平泻手法。肩三针：肩 I 穴直刺 1.2 寸，使肩部产生酸胀感，以扩散至肩关节周围为度；肩 II 穴直刺 1 寸，使肩部与胸大肌部位有酸胀感；肩 III 穴向前腋方向透刺，使肩膀部及肩胛部有酸胀感，用平补平泻手法。手三针：曲池直刺 1.2 寸，行提插捻转手法，致局部有酸、麻、重、胀感，并扩散上至肩部，下至指掌；外关直刺 0.8 寸，行平补平泻手法，令局部酸胀，有麻电感向指端放射；合谷直刺 1 寸，局部酸胀，扩散至肘部。足三针：足三里直刺 1.5 寸，有酸、胀、麻电感向下扩散至足背，用平补平泻手法；三阴交直刺 1.2 寸，局部有酸胀感，有麻电感扩散至膝关节与股内侧区，用平补平泻手法；太冲向涌泉透刺 1.2 寸，局部有酸胀感，有麻电感向足底放射，用捻转补泻手法。每天 1 次，每周 5 次，4 周为 1 个疗程。

【适应证】风痰瘀阻型肩 – 手综合征。

【出处】《新中医》2019，51（7）：242-245.

（二）穴位埋线法

处方 045

药物：参附注射液 10ml。

取穴：肩髃、肩髎、肩贞、天宗、曲池、手三里、后溪、外关、关元。

【操作】①药线制备：将 10ml 参附注射液倒入已经消毒干燥的磨口瓶中，规格为 3-0 医用羊肠线剪成 1~2cm，浸泡在药液中 1 小时。②取穴：肩髃、肩髎、肩贞、天宗、曲池、手三里、后溪、外关、关元。③操作方法：常规消毒局部皮肤，镊取一段羊肠线放置在一次性注射针头（8 号针头）针管的前端，后接 2 寸针灸针，左手拇、食指绷紧或提起进针部位皮肤，右手持针，刺入所需深度，当出现针感后，边推针芯，边退针管，将羊肠线埋填在穴位的皮下组织或肌层内，针孔处贴敷输液胶布。每周埋线 1 次，共埋线 5 次。

【适应证】各型肩 - 手综合征。

【注意事项】凝血功能障碍者及瘢痕体质患者慎用。

【出处】《广西中医药大学学报》2019，22（2）：29-30.

（三）针刀疗法

处方 046

阿是穴。

【操作】患者取仰卧位，术者一手握患侧腕部，活动患肩，找出活动时肩部最明显的疼痛点 3~4 个，用标记笔做好标记。常规皮肤消毒，术者戴无菌手套，铺无菌洞巾，疼痛点用 1% 利多卡因注射液浸润麻醉后，右手执针刀在标记处加压分离刺入病变部位，纵行切割 3~4 刀，横行剥离 3~4 刀。术后压迫止血 3 分钟，针孔处贴创可贴，术后 24 小时忌沾水。每周 1 次，共治疗 3 次。

【适应证】各型肩 - 手综合征。

【注意事项】严重内脏疾病发作期、体质极度虚弱或者高血压患者慎用；施术时注意避开重要神经、血管或脏器。

【出处】《实用中医药杂志》2017，33（4）：407-409.

综合评按：肩－手综合征的致病机制尚未完全清楚，对于肩－手综合征的治疗，目前国内外尚未有一种特效方法。上肢局部瘀血、痰浊阻滞经脉为肩－手综合征的发病病机。中药热敷、熏蒸患肢，使药物通过皮肤直达患处，可以温经通络，改善患肢血液循环，使气血通畅，减轻浮肿和疼痛。针刺可以疏通经络、行气活血，对患肢的疼痛、麻木和瘫痪具有治疗作用。中医药和现代康复医学在治疗该病方面均具有一定疗效，且有极强的互补性，将二者有机结合，能有效促进肩－手综合征患者手功能及上肢运动功能的恢复。

第七节　偏瘫肩关节半脱位

偏瘫肩关节半脱位（GHS）是中风患者常见的并发症，多发于中老年人，主要表现为患者中风侧的肩关节活动痛、肿、功能受限或明显功能障碍。中医学认为卒中后肩关节半脱位属于"痹证"范畴，由气血亏虚所致；再加上早期卧床而致血瘀脉道，风痰阻络，不通则痛，出现肩部活动不利等症状。

1. 临床诊断

一般临床表现为肩胛带下降，肩关节腔向下倾斜，严重者在肩峰与肱骨头之间可出现凹陷，轻者可用触诊方法触及凹陷；患侧肩胛骨下角的位置较健侧低，患侧呈翼状肩。符合以下条件可诊断为肩关节半脱位。

对患者进行视触诊，并通过 X 射线确诊。患者取坐位，肩峰下可触及凹陷；两侧肩关节正位片上，患者肩峰与肱骨头间隙 >14mm，或患侧与健侧相比，患者的间隙比健侧 >10mm。上肢下垂时，患者可感到肩部不适或疼痛，若将上肢被动抬起，疼痛或不适减轻。

2. 中医分型

（1）血瘀气滞型：局部肿胀、疼痛，活动受限。舌质暗，或有瘀斑，舌苔薄白或薄黄，脉弦。

（2）气血不和型：局部疼痛剧烈，痛有定处，活动明显受限，痛处拒按。舌质暗紫，或有瘀斑，舌苔薄白或薄黄，脉沉涩或脉弦。

（3）肝肾不足型：疼痛缠绵日久，反复发作，包括肝肾阴虚型及肝肾阳虚型。肝肾阴虚型：心烦失眠，口苦咽干，舌红少津，脉弦细而数。肝肾阳虚型：四肢不温，形寒畏冷，筋脉拘挛，舌质淡胖，脉沉细无力。

一、药物外治法

（一）熏洗法

处方 047

当归、透骨草各 30g，红花、川椒各 9g，赤芍、海桐皮各 15g。

【用法】上药水煎，每天上午及下午各熏洗 10~15 分钟。

【适应证】血瘀脉道，风痰阻络所致的肩关节半脱位。

【注意事项】注意水温，避免烫伤。

【出处】《山东中医杂志》2013，32（5）：284–285.

（二）热敷法

处方 048

三七 20g，川芎 20g，红花 20g，桂枝 20g，细辛 10g，羌活 20g，独活 20g，川乌 10g，草乌 10g，天南星 20g，生半夏 20g，苍术 20g，防风 20g，乳香 20g，没药 20g，血竭 15g，当归 20g，桑枝 30g，秦艽 30g。

【用法】制作中药封包：将上药打碎，加 100ml 黄酒搅拌均匀，分装于两个大小适中的布袋中备用。取一备好的中药封包放入锅中煮热，取出后放在患者肩部外敷，并以封包推揉，同时将另一封包放入锅中煮，如此交替使用。外敷 45 分钟。早晚各 1 次，每剂药物使用 4 次。

【适应证】血瘀气滞型、气血不和型肩关节半脱位。

【注意事项】注意温度，避免烫伤。

【出处】《光明中医》2010，25（10）：1816–1817.

二、非药物外治法

（一）灸法

🥣 **处方 049**

天宗穴。

【操作】①回旋灸 2 分钟以温运气血；②雀啄灸 2 分钟以激发穴位效应；③沿经络循行线往返灸 2 分钟以激发经络感传；④在热敏点处定点灸 30~60 分钟以维持感传效应直至感传消失。

【适应证】气虚血瘀型肩关节半脱位。

【注意事项】防止烫伤。

【出处】《中国康复医学杂志》2009，24（11）：1041-1042.

（二）穴位埋线法

🥣 **处方 050**

肩髃穴。

【操作】患者取坐位，暴露肩髃穴，穴位用碘伏局部消毒，用镊子夹取一小段 PGLA 医用可吸收缝线，规格 3~0，长度 1cm，放入 8 号一次性埋线针。左手绷紧肩髃穴处皮肤，右手迅速进针，得气后下压弹簧将线体推入穴位。每周 1 次，5 周为 1 个疗程。

【适应证】气虚血瘀型肩关节半脱位。

【注意事项】治疗期间避免剧烈运动，尤其上肢。

【出处】《中国医药科学》2019，9（24）：49-51.

（三）针刺法

🥣 **处方 051**

百会、四神聪、曲垣、秉风、天宗、肩髃、肩髎、肩贞、臂臑穴。

【操作】上述穴位皮肤常规消毒，用 0.25mm×40mm 毫针常规针刺，深度 20~35mm，得气后用提插捻转平补平泻手法 1 分钟。针刺得气后，用 G-6805 电针仪，在针柄上连接电极，正极夹在肩髃、肩髎，负极夹在曲垣、秉风，用疏波，频率 30Hz，电流强度介于感觉阈和痛觉阈之间，以引起冈上肌、三角肌明显收缩为佳。每次 30 分钟，每天 1 次，每治疗 6 次后休息1 天，6 周为 1 个疗程。

【适应证】各型肩关节半脱位。

【注意事项】治疗期间避免剧烈运动，尤其上肢。

【出处】《中国针灸》2010，30（1）：31–34.

处方 052

肩三针（肩Ⅰ针是肩髃穴，肩Ⅱ针、肩Ⅲ针分别在肩Ⅰ针的前后方向各旁开约 2 寸处）。

【操作】取 0.3mm×（25~50）mm 不锈钢材质一次性针灸针，使用 75%乙醇对皮肤进行常规消毒后进行针刺，采用单手快速进针法进针，针尖与穴位呈 90°，进针深度在 0.5~1.5 寸，以补法为主，得气后留针，每次留针40 分钟。每天 1 次，每周 6 次，治疗 4 周。

【适应证】各型肩关节半脱位。

【出处】《针灸临床杂志》2015，31（7）：12–14.

处方 053

头穴：顶区、顶前区。

【操作】穴位局部常规消毒后，按上述穴区向前或后透刺，针体与皮肤呈 15° 角，至帽状腱膜下深约 40mm。针后捻转，每分钟 200 转，每针捻转1 分钟，留针 30 分钟。每天 1 次，疗程 30 天。

【适应证】各型肩关节半脱位。

【出处】《新中医》2018，50（6）：193–195.

处方 054

针刺七星穴结合透穴疗法。

【操作】患者取健侧卧位，针刺患侧肩贞、肩井、肩外俞、肩中俞、曲垣、秉风、天宗，针尖均斜向三角肌中点下缘，行提插手法，以引发局部经筋抽动为度。嘱患者咳嗽一声，随咳进针条口，深刺直透承山，给予间歇捻转，再将针逐渐退至皮下。每天 1 次，连续治疗 6 天后休息 1 天。

【适应证】各型肩关节半脱位。

【出处】《针灸临床杂志》2017，33（10）：34-35.

（四）推拿法

处方 055

一指禅推法。

【操作】嘱患者取坐位或仰卧位等体位。

第1步，嘱患者放松全身肌肉，先对患者双侧做拔伸法，施术者采用一指禅推拿手法广泛治疗患侧肩髃、肩内陵、天宗、肩井、曲池、尺泽、手三里、外关及合谷等穴。

第2步，采取一指禅手法全面推拿按摩稳定肩关节的肌肉群与双肩胛外侧及内侧的肌肉群，适度被动活动患者患侧肩、肘及腕关节，并且逐步将患者肩胛下角向外扩展开，然后一边将肩关节前屈90°，一边用一指禅推拿法按摩各穴位并配合推肩胛骨。

第3步，施术者采取一指禅推拿手法逐步找到患者肩关节周围肌筋膜条索状物，一边找一边规律弹拨数次，注意对患者的一指禅推拿手法力度要适中。

第4步，施术者双手置于患者双侧肩关节后，将患者肩关节提升向上，同时嘱咐患者进行主动耸肩配合施术者的被动推拿手法。

第5步，嘱患者自行放松肩关节肌肉。

整个治疗过程持续20分钟，嘱患者隔天治疗1次。

【适应证】各型肩关节半脱位。

【出处】《现代中西医结合杂志》2017，26（4）：350-352.

综合评按：肩关节半脱位是偏瘫患者常见的并发症之一，多发生在患侧上肢处于弛缓性瘫痪时，易受损伤发展成为主动或被动活动受限的疼痛肩。偏瘫患者肩关节锁定机制的丧失，肩关节周围肌肉的张力降低和萎缩，过度牵拉患肢及不正确的患肢活动方式等，极易造成肩关节半脱位。对于肩关节半脱位，预防最重要。针灸可益气生血、温经通络，起到补虚固托作用，促使肩关节附近肌肉、韧带韧性增强，从而起到固托肩关节的作用。

针灸法的施治不仅仅在肩部，也包括其他循行穴位，充分体现中医

"上病下治"的整体观念及辨证施治的特点。在诸多的外治方法中药封包热敷中的诸药具有养血柔肝、舒筋缓急活络、强壮筋骨、缓解疼痛、减轻肿胀等多种作用，而且遇热易挥发，穿透力强，能有效提高肩关节周围肌肉的张力，加强关节的稳定性。同时药物作用于局部，药效均匀分布，而且不影响配合其他处方，体现了中医局部治疗的特点。而推拿，特别是一指禅推拿，常用于缓解肌肉痉挛，恢复患者已经形成异常的解剖位置，对患侧粘连的肩关节进行松解。同时推拿类手法可以加速体内炎症递质的吸收降解，促进患侧组织器官血液循环，具备较好的消炎、消肿、止痛等作用。在治疗过程中多种方法相结合，局部和整体相结合，促进疾病的恢复。

第八节　肱骨外上髁炎

肱骨外上髁炎又称肘外侧疼痛综合征，是指由于急、慢性损伤而导致的以肘关节外侧疼痛、旋前功能受限为主要临床表现的一种慢性劳损性疾病。常见于需反复做前臂旋前、用力伸腕动作的成年人，多发于右侧。因网球运动员好发，故又名网球肘。

1. 临床诊断

（1）肘部损伤史及前臂伸肌群反复牵拉刺激的劳损史。

（2）肘外侧疼痛：呈持续渐进性发展，在某些方向性动作时疼痛加重，如拧衣服、扫地、端水壶、打羽毛球等活动。疼痛有时可向前臂、上臂放射，但在静止时，疼痛减轻或无症状。

（3）常因疼痛而使肘腕部活动受限，前臂无力，握力减弱，甚至持物落地。

（4）肘外侧、肱桡关节处、环头韧带部有明显压痛，多无肿胀。

（5）Mill 征阳性：即前臂稍弯曲，手半握拳，腕尽量掌屈，前臂旋前，再将肘伸直，此时肱骨外上髁处明显疼痛。

（6）抗阻力腕关节背伸痛阳性。

2. 中医分型

（1）风寒阻络型：肘部酸痛麻木，屈伸不利，遇寒加重，得温痛缓。舌苔薄白或白滑，脉弦紧或浮紧。

（2）湿热内蕴型：肘外侧疼痛，有热感，局部压痛明显，活动后疼痛减轻，伴口渴不欲饮。舌苔黄腻，脉濡数。

（3）气血亏虚型：起病时间较长，肘部酸痛反复发作，提物无力，肘外侧压痛，喜按喜揉，伴见少气懒言，面色苍白。舌淡苔白，脉沉细。

一、药物外治法

（一）热敷法

处方 056

透骨草、伸筋草、桑枝、延胡索、红花、当归、羌活各 10g，干姜 6g，甘草 5g。

【用法】以上诸药加水至刚没过中药，文火煎 10 分钟后，将中药渣捞起装入棉布袋中，封口，即制成中药袋一只。将中药袋浸泡于原药汁中，隔水大火蒸约 30 分钟，取出中药袋挤干稍凉（以温热而不烫为准），置于患侧肱骨外上髁处，待药袋不热后取下再蒸再敷。可制作两个以上药袋，交替使用。每次 30 分钟，每天 1 次，10 天为 1 个疗程。

【适应证】各型肱骨外上髁炎。

【注意事项】治疗时密切观察局部皮肤变化，以免局部烫伤。

【出处】开封市中医院经验方。

（二）贴敷法

处方 057

草乌头 6g，生南星 10g，地龙 10g，甘遂 10g，伸筋草 15g，延胡索 15g，公丁香 10g。

【用法】上药筛选干净后用 60℃烘干 30 分钟，粉碎，过 1000 目筛，混匀。装于干燥密闭的容器内，避光保存备用。贴敷前取适量药粉放在盛膏缸内，加入适量生姜汁调匀，使药粉能够搓成饼形。将药物做成豌豆大小放置在麝香止痛膏中央，贴于相应穴位处。每次选 2 个穴位，交替取穴。8 小时后取下，隔天 1 次，7 次为 1 个疗程。

【适应证】各型肱骨外上髁炎。

【注意事项】治疗时局部皮肤应保持清洁干燥。

【出处】《浙江中西医结合杂志》2008，18（8）：517-518.

处方 058

血竭 150g，冰片 2g，乳香、没药、红花各 25g，朱砂、儿茶各 20g。

【用法】上药烘干，共研为极细末，收储于瓷瓶中备用。取上述药末适量，以酒调成糊状，敷于患处，外贴代温灸膏。每日 1 换，7 天为 1 个疗程。

【适应证】各型肱骨外上髁炎。

【注意事项】治疗时局部皮肤应保持清洁干燥。

【出处】岳民生，赵延宾，司翠权，等.《颈肩腰腿痛临床诊断与治疗》化学工业出版社.

二、非药物外治法

（一）针刺法

处方 059

局部阿是穴、曲池、肘髎、手五里、手三里。

【操作】患者取屈肘正坐位。皮肤常规消毒后，常规针刺操作，针刺时针感要强烈，曲池、手三里、手五里针感放射至手部。留针时，采取间隔行针的方法，即每隔 10 分钟重复加强针感一次，留针 30 分钟。手法采用平补平泻法。每日 1 次，10 次为 1 个疗程。

【适应证】各型肱骨外上髁炎。

【注意事项】阳明经穴按常规针刺，阿是穴可采用多向透刺或多针齐刺。

【出处】王启才，杨骏，高树中，等.《针灸治疗学》中国中医药出版社.

处方 060

局部阿是穴。

【操作】患者取坐位，将患肘关节置于桌上，充分暴露肘关节和疼痛部位。医者在压痛点及疼痛区域做好标记，局部常规消毒。首先选用细火针，右手持火针针柄，左手持酒精灯，将酒精灯靠近患者，把火针在酒精灯上烧红发白，对准压痛点速刺 2~3 针，入皮深约 0.5cm，用酒精棉球压迫点刺部位。然后换用中等粗火针，在疼痛区域做快速浅刺，每 1cm 点刺 1 针。隔日 1 次，2 次为 1 个疗程。

【适应证】风寒阻络型、湿热内蕴型肱骨外上髁炎。

【注意事项】操作时要保护血管及神经，动作要快，用力要均匀；针后 2 天内勿洗澡；局部发痒者，不能用手搔抓，以防感染。

【出处】岳民生，赵延宾，司翠权，等.《颈肩腰腿痛临床诊断与治疗》化学工业出版社.

（二）推拿法

处方 061

详见【操作】。

【操作】

（1）前臂法：患者取坐位或仰卧位，医者坐于其病侧，从肘部沿前臂背侧治疗，往返 10 次左右，以舒筋通络。

（2）点穴拿筋法：用拇指缓和地按揉曲池、手三里、尺泽、少海等穴，以局部酸胀为度，同时配合拿法沿伸腕肌往返提拿 10 次。

（3）弹拨法：医者右手持腕，使患者右前臂旋后位，左手用屈曲的拇指端压于肱骨外上髁前方，其他四指放于肘关节内侧。右手逐渐屈曲肘关节至最大限度，左手拇指用力按压肱骨外上髁的前方，然后再伸直肘关节；同时医者将左手拇指推至患肢桡骨头之前上面，沿桡骨头前外缘自后弹拨伸腕肌起点。施术后患者有桡侧三指麻木感及疼痛减轻的现象。也可将患者前臂旋前位，放置于桌上，肘下垫物，医者用拇指向桡侧紧推邻近桡侧腕长、短伸肌，反复 10 次，弹拨范围可上下移动。

（4）擦法：用擦法沿伸腕肌治疗，以透热为度，结束治疗。

【适应证】各型肱骨外上髁炎。

【注意事项】老年人、少儿、孕妇推拿手法宜轻。

【出处】王之虹，金宏柱，费季翔，等 .《推拿治疗学》人民卫生出版社 .

处方 062

详见【操作】。

【操作】

（1）舒筋通络：患者取坐位或仰卧位，医者用轻柔的㨰法从肘部沿前臂痛侧治疗，重点是肘外侧，同时适当配合前臂的内旋、外旋。用拇指按揉曲池、手三里、外关、尺泽、列缺、合谷等穴位。用三指缓和的拿桡侧伸腕肌。

（2）活血祛瘀，松解粘连：医者用拇指在患者肱骨外上髁、肱桡关节间、桡骨小头处行推、拨、按揉手法，并沿伸肌肌纤维做上下的平推法以理筋活血，垂直肌纤维方向做缓慢而深沉的左右分筋弹拨，以松解粘连。

（3）屈伸旋转，拨筋整复：以左侧肱骨外上髁炎为例，医者左手握住其腕部，使掌心向上，右手拇指按住胀痛点，其余四指在肘内侧。拿住腕部使患肘旋前旋后，同时右手拇指在痛点做揉捻、按压、拨动，然后在拔伸下使肘关节伸直时，肘部有清脆的对缝声。

（4）舒张肌筋：用手掌鱼际部揉、擦前臂，搓抖上肢，局部可配合湿热敷。

【适应证】各型肱骨外上髁炎。

【注意事项】老年人、少儿、孕妇推拿手法宜轻。

【出处】岳民生，赵延宾，司翠权，等 .《颈肩腰腿痛临床诊断与治疗》化学工业出版社 .

（三）刮痧法

处方 063

局部阿是穴。

【操作】用红花油涂擦患部或穴位处，用刮痧板以 45° 倾斜面按，以痛点为主，沿前臂伸腕肌进行刮痧治疗，以局部出现瘀斑为度。7 天 1 次，5 次为 1 个疗程。

【适应证】风寒阻络型、湿热内蕴型、瘀血阻络型肱骨外上髁炎。

【注意事项】治疗处皮肤应保持清洁干燥。

【出处】开封市中医院经验方。

（四）针刀疗法

处方 064

阿是穴。

【操作】患者取坐位，屈肘，上肢平放于治疗桌上，在肱骨外上髁最敏感的压痛处定点。刀口线与腕背伸肌纤维方向一致，针体垂直于皮肤，刺入至骨面，纵行疏通剥离，在骨面上划痕。有变性软组织硬结者，可稍提针刀，根据损伤范围大小散切几刀，将腱膜和深筋膜切开。一次不愈，15天后再做。

【适应证】各型肱骨外上髁炎。

【注意事项】治疗时应避开局部神经及血管；治疗后 48 小时局部皮肤应保持清洁干燥。

【出处】朱汉章，柳百智.《针刀临床诊断与治疗》人民卫生出版社.

（五）穴位埋线法

处方 065

曲池、手三里、阿是穴、阳陵泉（对侧）。

【操作】患者平躺在治疗床上，选穴后，用碘伏消毒施术部位，将0.5cm 长的 2-0 号羊肠线，放入 9 号埋线针针管，刺入穴位皮下 0.5~1 寸，得气后，将羊肠线埋入穴内，用消毒干棉球按压针孔，再用胶布加以固定。9 天埋线 1 次。

【适应证】各型肱骨外上髁炎。

【注意事项】治疗时应避开局部神经及血管；治疗后 48 小时局部皮肤应保持清洁干燥。

【出处】《光明中医》2019，34（2）：217–219.

（六）灸法

处方 066

局部阿是穴。

【操作】充分暴露患肢，选取肱骨外上髁局部最痛处，用蚕豆大小的艾炷直接灸。用手将艾绒搓紧，搓成蚕豆大小。在捻艾绒时应尽量做得紧实一些，这样在燃烧时火势可逐渐加强，透达深部，效果较好。灸治时以艾炷的壮数来掌握刺激量的轻重。当艾炷燃剩五分之一或四分之一且患者感到微有灼痛时，即可易炷再灸。每次施灸 6~8 壮，每天 1 次，10 次为 1 个疗程。

【适应证】风寒阻络型、气血亏虚型肱骨外上髁炎。

【注意事项】一般应灸至皮肤红润而不起疱为度。

【出处】《实用医药杂志》2004，21（9）：823.

综合评按：关于肱骨外上髁炎可使用外治法的报道较多，且疗效肯定。外治疗法具有舒筋散结、疏经通络、行气活血等作用，能促进局部炎症的消散，加快粘连松解、瘢痕挛缩的修复。但对于软组织粘连较重，疼痛和功能障碍比较严重者疗效欠佳，应注意配合康复训练。

第九节　腕管综合征

腕管综合征又称为迟发性正中神经麻痹，是正中神经在腕管内受到卡压后出现的拇指、食指、中指疼痛和感觉障碍，以中指最先出现症状，手指及手腕可出现夜间疼痛，自觉手部发凉，大鱼际肌出现萎缩，对掌、对指受限的一系列综合症候群。多见于中年女性，临床表现以正中神经支配区感觉异常或麻木为主，又称"鼠标手"。

1. 临床诊断

（1）主诉：拇指、食指、中指和无名指桡侧半感觉异常和（或）麻木，抓握无力。

（2）查体：手部正中神经支配区感觉减退，对掌活动差，拇短展肌可见萎缩。晚期可有大鱼际肌明显萎缩，拇指对掌功能受限。

（3）诱发诊断：屈腕试验，患侧屈腕 1 分钟后手指麻木加重为阳性；神经叩击试验，用手指叩击腕掌部出现沿正中神经分布区异常感觉为阳性。以上试验有利于帮助诊断。

（4）辅助检查：肌电图检查可见神经传导速度减慢，拇短展肌收缩力减弱。

2. 中医分型

（1）气滞血瘀型：由劳损所致，轻者手部麻木，甩手后缓解，重者麻木可放射至前臂，有夜间麻醒史。舌质暗红，苔薄白，脉弦细。

（2）气血两虚型：局部皮肤发白、发凉，或皮肤干燥，漫肿。手部桡侧三指麻木，对掌活动差，拇短展肌萎缩。晚期大鱼际肌可有明显萎缩，拇指对掌功能受限。舌质淡，苔薄白，脉弦细无力。

一、药物外治法

贴敷法

处方 067

如意金黄散：姜黄、大黄、黄柏、苍术、厚朴、陈皮、甘草、生天南星、白芷、天花粉。

【**用法**】上药研末，每袋装药粉 100g，备用。每次取 20g 用适量的 25% 硫酸镁溶液调匀如厚糊状，摊涂在折叠为 8 层的 8cm×10cm 纱布上，然后贴敷患处，并用弹性绷带加压包扎。每次贴 12 小时，隔天 1 次，治疗 3~10 次。

【**适应证**】各型腕管综合征。

【**注意事项**】治疗期间避免食用刺激食物、禁烟、禁酒；局部禁止沾水。

【**出处**】《中医外治杂志》2019，28（4）：56–58.

二、非药物外治法

（一）灸法

处方 068

局部阿是穴。

【操作】点着艾条一端，将其对准阿是穴进行回旋灸或雀啄灸 10 分钟，以局部皮肤感到温热为度。每日 1 次，10 次为 1 个疗程。

【适应证】各型腕管综合征。

【注意事项】施灸后局部出现微红、灼热属正常现象，无须处理。但治疗部位应避免受凉、受风。治疗时艾火勿烧伤皮肤或衣物；剩下的艾条要妥善处理，避免引起火灾。可将艾条的燃烧端放于水中熄灭，或放于密闭套管中熄灭。

【出处】梁繁荣，王华.《针灸学》中国中医药出版社.

（二）针刀疗法

处方 069

局部压痛点、阿是穴。

【操作】

（1）用具：朱汉章 I 型 4 号针刀。

（2）定点：在远侧腕横纹桡侧腕屈肌腱桡侧定一点，在中指近节基底部指横纹中点与手舟骨连线的近侧 3cm 定一点。

（3）体位：患者取仰卧位，患腕放于针刀床上，腕关节伸侧垫枕垫，掌心向上，腕关节呈背伸位。

（4）术前准备：以进针点为中心消毒整个手以及前臂 15cm 范围内，施术者戴无菌手套。

（5）操作：术者左手拇指尖按压在定点的皮肤上，注射 1% 的利多卡因稀释液，每一点注射 1ml。①近端点：术者左手拇指指尖按压于桡侧腕屈肌桡侧，右手持针刀柄，刀口线平行于前臂纵轴，针刀体垂直于皮肤，严格按照四步进针刀法进针刀，深度约 5mm，然后针刀尾朝向近端，使针体和腕平面呈 30°角，向远端手舟骨推切 5mm，再做横行松解 3 下。针下有松动感时即出针。②远端点：术者左手拇指指尖按于远端点，刀口线平行于前臂纵轴，针刀体垂直于皮肤，严格按照四步进针刀法进针刀，深度约 5mm 后，然后针刀尾朝向远端使针体和手掌平面呈 30°角向近端推切 5~10mm，再做横行松解 3 下，针下有松动感时即出针。如有大鱼际萎缩，向正中神经附近的结节点松解，做横行松解 3 下。出针后压迫针孔 1~2 分钟，术后医生双手分别按住大小鱼际，向两侧分推，牵拉腕横韧带，以彻底松解。结束后，针眼处贴创可贴。每周 1 次，共治疗 3 次。

【适应证】各型腕管综合征。

【注意事项】治疗时应避开局部神经及血管；治疗后 48 小时内局部皮肤应保持清洁干燥。

【出处】《辽宁中医杂志》2018，45（5）：1045–1048.

（三）针灸法

处方 070

大陵、二白、内关、合谷、外劳宫。

【操作】穴位局部皮肤常规消毒，大陵用齐刺，针尖向腕管内刺入，余穴均以有酸、麻、胀感为度。大陵、二白、内关穴位加灸，艾条长 1~1.5cm，待艾绒自然燃尽。每次 30 分钟，每日 1 次，10 次为 1 个疗程，治疗 2 个疗程。

【适应证】各型腕管综合征。

【注意事项】治疗时应避开局部神经及血管；治疗后 48 小时内局部皮肤应保持清洁干燥。

【出处】梁繁荣，王华.《针灸学》中国中医药出版社.

（四）推拿法

处方 071

详见【操作】。

【操作】

（1）推揉松腕理筋法：患者取端坐位，患侧掌心朝上放于软枕上，医者用一指禅推法、擦法在前臂沿手厥阴经往返操作 3~5 分钟，在腕管及鱼际处重点治疗，手法应先轻，然后逐渐加重。

（2）点穴舒筋通络法：用拇指点按曲泽、内关、外关、大陵、鱼际等穴，每穴 1 分钟，以有酸胀感为度。

（3）摇腕松筋捻指法：用摇法在腕关节及指骨间关节操作数次，捻指骨间关节数次。

（4）扳腕旋腕解筋法：以右侧为例，患者正坐，前臂放于旋前位，手背朝上。医者双手握患者掌部，右手在桡侧，左手在尺侧，而拇指平放于患者腕关节的背侧，以拇指指端按入患者腕关节背侧间隙内。在拔伸情况下摇晃腕关节，然后将患者手腕在拇指按压下背伸、屈曲板动数次，并左右各旋转其手腕 2~3 次。

（5）擦腕养筋结束法：用擦法擦腕掌部，以透热为度。

【适应证】各型腕管综合征。

【注意事项】治疗时手法轻柔，防止骨折。

【出处】房敏，宋柏林.《推拿学》中国中医药出版社.

综合评按：腕管综合征是由多种原因导致的腕管内压力增高，引起患者的正中神经受到挤压、局部组织缺血，出现正中神经支配区域功能障碍，临床上该病多表现为患者桡侧手指疼痛、麻木，而且在半夜会"麻醒"或者"痛醒"，在甩手或局部按摩后症状可得到缓解。严重者可出现手指无力、大鱼际肌萎缩，当患者握物时因手中无力而使物体下落。调查结果显示，该病女性较男性发病多，而从事手工劳动者患病率较高。近年来，随着信息化时代的不断推进，腕管综合征的患病率在不断上升，且发病有年轻化趋势，可严重影响患者的日常生活。因此应早期诊断、早期治疗，以避免患手功能不可逆的完全性丧失。

第十节　屈指肌腱腱鞘炎

屈指肌腱腱鞘炎是由于屈指肌腱与掌指关节处的屈指肌腱纤维鞘管反

复摩擦，产生慢性无菌性炎症反应，局部出现渗出、水肿和纤维化，鞘管壁变厚，肌腱局部变粗，阻碍了肌腱在该处的滑动而引起的临床症状。当肿大的肌腱通过狭窄的鞘管隧道时，可发生一个弹拨动作和响声，故又称为扳机指或弹响。其临床表现主要为手掌部疼痛、压痛和患指伸屈活动受限。本病多见于妇女及手工操作者（如纺织工人、木工和抄写员等），亦可见于婴儿及老年人，好发于拇指、中指和无名指，起病缓慢。本病经非手术疗法，多能获良好疗效。个别病例需手术治疗。

1. 临床诊断

有手部劳损病史，好发于拇指。初起为手指活动不灵活，患指不能伸屈，若用力伸屈则疼痛，并出现弹跳动作，以晨起和劳动后症状较重，活动后或热敷后症状减轻。检查时，压痛点在掌骨的掌侧面，并可触及结节，患指伸屈活动困难，有弹响或交锁现象。

2. 中医分型

（1）瘀滞型：多为急性损伤后出现，局部轻度肿胀、疼痛、压痛，可扪及结节，手指屈伸不利，动则痛甚，有弹响声或交锁。舌质红，苔薄黄，脉弦。

（2）虚寒型：多为慢性劳损或急性损伤后期，局部有酸痛感、压痛，可扪及明显结节，手指屈伸不利，有弹响声或交锁。舌质淡，苔薄白，脉细或沉细。

一、药物外治法

贴敷法

处方 072

如意金黄散：姜黄、大黄、黄柏、苍术、厚朴、陈皮、甘草、生天南星、白芷、天花粉。

【用法】上药研末，每袋装药粉 100g，备用。每次取 20g 用适量的 25% 硫酸镁溶液调匀如厚糊状，摊涂在折叠为 8 层的 8cm×10cm 纱布上，然后贴敷患处，并用弹性绷带加压包扎。每次贴 12 小时，隔天 1 次，治疗 3~10 次。

【适应证】各型屈指肌腱腱鞘炎。

【注意事项】治疗期间避免食用刺激食物、禁烟、禁酒；局部禁止沾水。

【出处】《中医外治杂志》2019，28（4）：56-58.

🥣 **处方 073**

传统黑膏药：赤小豆、赤芍、乳香、没药、生栀子、姜黄、黄柏、木香等。

【用法】将传统黑膏药直接外敷病灶处。

【适应证】各型屈指肌腱腱鞘炎。

【注意事项】治疗期间避免食用刺激食物、禁烟、禁酒；禁止局部沾水。

【出处】开封市中医院经验方。

二、非药物外治法

（一）灸法

🥣 **处方 074**

阿是穴。

【操作】点燃艾条一端，将其对准阿是穴进行回旋灸或雀啄灸 10 分钟，以局部皮肤感到温热为度。每日 1 次，10 次为 1 个疗程。

【适应证】各型屈指肌腱腱鞘炎。

【注意事项】施灸后局部出现微红、灼热属正常现象，无须处理。但治疗部位应避免受凉、受风。治疗时艾火勿烧伤皮肤或衣物；剩余的艾条要妥善处理，避免引起火灾。可将艾条的燃烧端放于水中熄灭，或放于密闭套管中熄灭。

【出处】梁繁荣，王华.《针灸学》中国中医药出版社.

（二）针刀疗法

🥣 **处方 075**

局部压痛点、阿是穴。

【操作】

（1）体位与定点：患者取仰卧位，患侧手掌平放于治疗台上。检查屈指肌腱腱鞘起始点，拇指为掌指关节横纹正中近缘，2~4 指为掌指关节掌侧横纹中点近端 1~1.5cm 处，2、4 指略靠掌正中，触及压痛、硬结及条索样肿胀，嘱其屈伸有滑动的轨迹正中，用记号笔标定。

（2）操作：术野常规消毒，铺无菌单。患指伸展并固定。局麻后使用针刀刺入腱鞘，并嘱患者屈伸患指，针刀以进针点皮肤为支点，顺腱鞘方向，与患指呈相反方向反复滑动刀刃，对刃下挛缩腱鞘、滑车切割松解，至患指屈伸滑利、无障碍、无异响为止。压迫针眼两端鞘管，至无淤血、鞘液流出后用敷料包扎。

【适应证】各型屈指肌腱腱鞘炎。

【注意事项】治疗时应避开局部神经及血管；制动、术区忌水 3 天。

【出处】《成都中医药大学学报》2016，39（4）：26-28.

（三）针刺法

处方 076

阿是穴、阳溪、合谷、列缺。

【操作】穴位皮肤常规消毒，取毫针常规针刺，可刺入 0.2~0.5 寸，腱鞘部位穴位可沿腱鞘走行方向平刺 0.5~1 寸。每日 1 次，10 次为 1 个疗程。

【适应证】各型屈指肌腱腱鞘炎。

【出处】梁繁荣，王华.《针灸学》中国中医药出版社 .

（四）推拿法

处方 077

详见【操作】。

【操作】循经取穴：经脉选取手阳明大肠经。腧穴选取合谷、温溜、上廉、手三里。手法治疗以右腕患者为例，术者与患者对坐，术者首先用右手托握患者右腕尺侧，左手拇指自肘横纹至腕横纹沿手阳明大肠经循行部位揉按 3~5 分钟，放松局部后左手拇指指腹以重手法（以患者感觉局部明显酸胀感为度）捏按手三里、上廉、温溜、合谷 4 穴各 1 分钟，若均无明显酸胀感，可选用手阳明大肠经位于前臂上的阿是穴行捏按手法，再循经自肘横纹至无名指掌指关节行整理手法 2~3 分钟，最后术者右手抓握患者右手第 1 掌骨，左手抓握患者右手第 4、5 掌骨，在保持腕部相对牵引的状态下，术者右手拇指自背侧按住患者大多角骨，无名指自掌侧按住手舟骨后，被动屈伸患者腕部 2 次（闻及腕部小关节复位弹响为佳）即可。

【适应证】各型屈指肌腱腱鞘炎。

【注意事项】治疗时手法轻柔，防止骨折。

【出处】房敏，宋柏林.《推拿学》中国中医药出版社.

综合评按：屈指肌腱腱鞘分 2 层，外层为纤维性鞘膜，内层为滑液膜。由于频繁活动引起过度摩擦，早期可出现充血、水肿、渗出等，晚期发生慢性纤维结缔组织增生、肥厚、粘连等病变，腱鞘厚度显著增加，出现疼痛、弹响或卡锁。针对上述病因，采用中药贴敷、艾灸、针刺、针刀等疗法，可以彻底解除对屈指肌腱的"束缚"，达到快速有效的治疗效果。针刀疗法要求术者在熟悉局部解剖和熟练掌握针刀操作的基础上，医患配合（屈伸指动作），始终以运动状态下的屈指肌腱作为参照，通过针刀刀口感知肌腱所在，并随时进行微调。该法简便易行、安全性高、不易复发，建议推广应用。

第十一节　急性腰扭伤

急性腰扭伤俗称闪腰，是指由于弯腰负重、扭转闪挫、强力举重以及外力撞击等因素，引起腰部的肌肉、筋膜、关节囊、韧带等组织受到牵拉、扭转，以骤然出现腰部疼痛以及活动受限等为特征的腰部病。本病临床上常见腰部活动受限，不能挺直，俯仰扭转困难，咳嗽、喷嚏、大小便时可使疼痛加剧。站立时往往用手扶住腰部，坐位时用双手撑于椅子，以减轻疼痛。

1. 临床诊断

（1）典型表现：①多有明显的急性腰扭伤史。②常见于青壮年体力劳动者，下腰段为好发部位。③腰骶部有明显疼痛点和肌痉挛，伴脊柱侧弯以减轻疼痛，有明显的放射性牵涉痛，咳嗽、小便时加重。

（2）查体：有明显的局限性压痛点。肌痉挛、僵硬，脊柱侧凸畸形，活动受限。

（3）X线片检查常无明显阳性发现。

2. 中医分型

（1）气滞血瘀证：腰部有外伤史，腰痛剧烈，痛有定处，刺痛，痛处拒按，腰部板硬，活动困难。舌质暗紫，或有瘀斑，舌苔薄白或薄黄，脉沉涩。

（2）湿热内蕴证：伤后腰痛，痛处伴有热感，或见肢节红肿，口渴不欲饮，小便短赤，或大便里急后重。舌质红，苔黄腻，脉濡数或滑数。

一、药物外治法

（一）贴敷法

处方 078

当归 10g，地鳖虫 10g，川芎 10g，血竭 10g，乳香 6g，没药 5g，马钱子 5g。

【用法】将上述药物研成粉末状，加入蜂蜜制成膏药，在患者疼痛处进行贴敷，每日 1 次。

【适应证】各型急性腰扭伤。

【注意事项】治疗期间，注意卧床休息。

【出处】张中强.《中医保健与养生》山西科学技术出版社.

处方 079

制乳香 10g，制没药 10g，川芎 9g，血竭 9g，冰片 9g。

【用法】将前四味药共研成细末，再加入冰片粉拌匀，装瓶密封备用。用时取药面适量，加醋或者温开水调成糊状，敷于患处，每日 3 次。

【适应证】各型急性腰扭伤。

【注意事项】治疗期间，注意卧床休息。

【出处】张中强 .《中医保健与养生》山西科学技术出版社 .

处方 080

干槐花 10g，赤小豆 10g。

【用法】上述药物共研细末，醋调成膏，敷于患处，每日 3 次。

【适应证】各型急性腰扭伤。

【注意事项】治疗期间，注意卧床休息。

【出处】张中强 .《中医保健与养生》山西科学技术出版社 .

（二）熏洗法

处方 081

独活、秦艽、防风、艾叶、透骨草、刘寄奴、苏木、赤芍、红花、甲珠、威灵仙、乌梅、木瓜各 9g。

【用法】上述药物水煎，趁热熏洗患处，每次 30~40 分钟，每日 2~3 次，10 天为 1 个疗程。

【适应证】各型急性腰扭伤。

【注意事项】治疗期间，避免腰部受凉。

【出处】《中医外治杂志》2019，28（4）：55–57.

处方 082

制川乌 12g，草乌 12g，细辛 15g，干姜 15g，桂枝 15g，川芎 30g。

【用法】水煎取汁，熏洗患处，每日 1 次，每次约 30 分钟。

【适应证】各型急性腰扭伤。

【注意事项】治疗期间，避免腰部受凉。

【出处】《中医外治杂志》2019，28（4）：55–57.

（三）离子导入法

处方 083

乌头 30g，丹参 30g，虎杖 30g，红花 15g，牛膝 15g，伸筋草 15g。

【操作】以 50% 乙醇浸泡上药 24 小时后去渣备用。取与中药离子导入仪电极板大小的纱布蘸取适量药酒，接阳极与阴极置于患处，阴阳两极的放置不跨身体中线。通电量在 5~15mA 之间，每次治疗 20~30 分钟，每日 1 次，10 次为 1 个疗程。

【适应证】各型急性腰扭伤。

【注意事项】注意通电量的大小与刺激强度，时刻观察患者情况。

【出处】于天源，孟丽华.《中医外治技术》中国中医药出版社.

（四）热敷法

🥣 **处方 084**

羌活 30g，独活 30g，制川乌 18g，花椒 20g，当归 20g，海桐皮 20g。

【用法】将以上诸药研成粗末，装入长 15cm、宽 10cm 的布袋中。用时将药袋加水，煎煮 20~30 分钟，稍凉后将药袋置于患处热敷，每次 30 分钟，每日 1 次，10 天为 1 个疗程。

【适应证】各型急性腰扭伤。

【注意事项】防止药包过热，烫伤皮肤。

【出处】于天源，孟丽华.《中医外治技术》中国中医药出版社.

（五）穴位注射法

🥣 **处方 085**

取穴：华佗夹脊穴、阿是穴。

用药：维生素 B_{12} 药液 1ml。

【操作】取患处最明显的压痛点，按穴位注射法常规操作，每处注入维生素 B_{12} 药液 1ml，每日 1 次，7 次为 1 个疗程。

【适应证】各型急性腰扭伤。

【注意事项】注意无菌操作，防止感染。治疗后，嘱咐患者卧床休息。

【出处】《辽宁中医杂志》2018，45（5）：1045–1048.

（六）涂擦法

🥣 **处方 086**

干仙桃草 10g，怀牛膝 10g。

【用法】干仙桃草、怀牛膝共捣碎，放入 150ml 白酒中浸泡 7 天，滤取药液擦涂患处，每日 3 次。

【适应证】各型急性腰扭伤。

【注意事项】治疗期间，注意卧床休息。

【出处】张中强 .《中医保健与养生》山西科学技术出版社 .

二、非药物外治法

（一）针刺法

处方 087

主穴：肾俞、大肠俞、秩边、环跳、殷门、承山、委中、腰阳关、华佗夹脊穴、阿是穴。配穴：损伤在足太阳经者，加后溪；伤在督脉者，加水沟；伤在足太阳和足少阳经者，加腰痛穴。

【操作】穴位常规消毒，用毫针针刺，留针。针刺的同时配合自身运动。每日 1 次，每次 20~30 分钟，10 次为 1 个疗程。

【适应证】各型急性腰扭伤。

【注意事项】注意进针的深度，做到一穴一消毒，时刻观察患者的情况。

【出处】梁繁荣，王华 .《针灸学》中国中医药出版社 .

处方 088

踝上 5 区、6 区。踝上 6 区位置：踝关节上 3 寸，跟腱外侧。踝上 5 区位置：相当于绝骨穴。

【操作】腰部正中扭伤取 6 区，两侧扭伤取 5 区。单侧痛针刺一侧穴，双侧痛针刺两侧穴。以 1.5 寸 30 号毫针，速刺进皮后将针放平，紧贴皮肤表面向上进针，以患者不感到酸、麻、胀、痛感为度，否则为进针过深，应退出重针。针深 1 寸，留针 30 分钟。留针期间嘱患者活动腰部。

【适应证】各种急性腰扭伤。

【注意事项】注意进针的深度，做到一穴一消毒，时刻观察患者的情况。

【出处】张心曙 .《实用腕踝针疗法》人民卫生出版社 .

处方 089

头针：枕上正中线、枕上旁线、阿是穴。

【操作】取上述穴位。先针主穴，用 28~30 号 1.5 寸长之毫针。正中腰痛以枕上正中线为主，两侧腰痛以枕上旁线为主，交叉取穴。针向下斜刺 1 寸左右，深度以达到帽状腱膜为度，并要求产生一定针感（多为酸、痛、胀感），然后持续捻针 2~3 分钟，捻转频率控制在 100~150 次 / 分，捻转角度控制在 360°~720°。同时令患者做腰部前屈、后伸、左右侧弯及旋转运动，留针 20~30 分钟。如症状未完全缓解，可再捻针 2~3 分钟。并在阿是穴针刺，得气后提插捻转 2 分钟，使出现较强烈的针感，不留针或留针 10 分钟。为巩固疗效，头针可留 1~2 小时。

【适应证】各型急性腰扭伤。

【注意事项】做到一穴一消毒，注意进针的深度，防止发生意外。

【出处】张卫华.《腰腿痛的诊断与非手术治疗》人民军医出版社.

处方 090

双侧 $L_{2~5}$、华佗夹脊穴、阿是穴。

【操作】穴位常规消毒后，用 2 寸毫针与皮肤呈 60° 角向脊柱方向斜刺，至患者有局部酸、胀、麻、放电样感觉后，接电针治疗仪，用断续波，中等刺激强度，平补平泻，刺激 30 分钟。每日 1 次，10 次为 1 个疗程。

【适应证】各型急性腰扭伤。

【注意事项】注意电针刺激频率，时刻观察患者情况。

【出处】张卫华.《腰腿痛的诊断与非手术治疗》人民军医出版社.

（二）拔罐法

处方 091

华佗夹脊穴、阿是穴、委中、养老。

【操作】在以上穴位及其附近，以闪火法拔罐 2~3 个，留罐 30 分钟，直至局部出现瘀斑。每日或隔日 1 次。

【适应证】各型急性腰扭伤。

【注意事项】治疗期间，防止拔罐部位受凉。

【出处】《成都中医药大学学报》2016，39（4）：26-28.

（三）推拿法

🥄**处方 092**

详见【操作】。

【操作】

（1）按揉扭伤人中法：患者取仰卧位。医者用拇指点、揉、推、按对侧扭伤穴（阳池与曲池连线上 1/4 处）1~2 分钟；拇指或中指端压拨人中穴 1 分钟（肌肉和筋膜损伤应侧重刺激扭伤穴；韧带及小关节损伤应侧重刺激人中穴）。

（2）推摩揉拨理筋法：患者取俯卧位。医者立于患者伤侧，用双手掌或拇指由上而下（从内上向外下）做"八"字形分推数遍，双手掌自上而下摩揉脊柱两侧腰肌（以骶棘肌为主）3~5 遍，拇指在最痛处揉、拨（每个痛点 2 分钟）并顺其纤维方向推理筋肉数遍。

（3）叩击压振痛点法：患者取俯卧位。医者立于伤侧，先由上而下隔指空拳叩击脊柱 3~5 遍。而后双掌重叠放于痛点部位，随其深呼吸适当用力向下垂直压振 5~7 次（呼气时压振、吸气时抬起）。

（4）捏挤脊柱两侧法：患者取俯卧位。医者双手多指或手掌由下腰部至中胸部捏、挤脊柱两侧背肌 3~5 遍。

（5）按压腧穴动腰法：患者取俯卧位。医者双手拇指分别按压两侧环跳、殷门、委中、承山等穴，同时嘱其主动活动腰部。

（6）牵引摩揉腰部法：患者取俯卧位。一助手固定其两腋下，医者双手分别握其下肢踝部并向健侧偏斜，缓缓向下拔伸牵引持续 1 分钟至最大限度时顿牵一次，手掌抚摩按揉腰部 1~2 分钟。

（7）屈伸回旋腰部法：患者取仰卧位。医者双手拇指揉压阳陵泉、足三里穴 0.5~1 分钟，而后做屈伸膝髋或回旋活动腰部。

每日 1 次，每次治疗 15~20 分钟，10 次为 1 个疗程。

【适应证】各型急性腰扭伤。

【注意事项】以上推拿手法刺激宜轻，防止突施暴力。

【出处】王华兰.《推拿治疗学》上海科学技术出版社.

（四）针刀疗法

处方 093

华佗夹脊穴、阿是穴、环跳穴、肾俞穴。

【操作】患者取俯卧位，胸下垫枕头，局部常规消毒，术者戴口罩、无菌手套、常规消毒。针刀手法操作：针身与皮面垂直，刀口线和血管、神经、肌纤维方向一致，首先快速直线进针以突破浅筋膜，后稍提退针身，轻缓下探，刀下阻力感，当遇阻力感后，而患者也无异常感（疼痛或麻电感），短促速刺，突破触发点紧绷的筋膜。施术过程中如有出血，及时用干无菌棉签按压止血。术后用创可贴贴敷于进针处。每次治疗可选 1~10 个穴位，7~10 天治疗 1 次。

【适应证】各型急性腰扭伤。

【注意事项】进针刀时不宜过快、过猛、过深，应熟练掌握局部解剖知识，根据患者局部肌肉丰厚程度合理掌握进针深浅，以免损伤神经及大血管。治疗时患者有胀、麻、痛感是正常反应，有时可一过性放射到下肢，如胀、麻、痛感持续，应及时停止此处的治疗。

【出处】《成都中医药大学学报》2018，39（4）：27-28.

综合评按：急性腰扭伤一般预后良好。治疗得当者，95% 以上可完全愈合而不遗留后遗症。治疗不当时，则易转为慢性劳损性腰背痛，主要是由于撕裂伤处愈合不良、瘢痕过多及肌肉松弛等因素引起。患者要注意休息，治疗期间睡硬板床，限制腰部活动 3~5 天。注意局部保暖，避免提重物。治疗后期可以配合户外运动，但要量力而行，切勿勉强，以防发生意外。

第十二节 腰椎间盘突出症

腰椎间盘突出症又称腰椎间盘纤维环破裂髓核膨出症，是指由于腰椎间盘退变、解剖学上的弱点与外力的因素，引起纤维环破裂，髓核从纤维环破损处向外膨出，压迫脊神经或者马尾神经，出现以腰痛伴下肢放射性疼痛、麻木为特征的一种伤病。腰椎间盘突出症以 L_{4-5}、$L_5 \sim S_1$ 发病率最高，约占 95%。引发本病的主要原因，一是肾气不足，精气衰弱，筋、肉、骨、脉失养；二是劳损；三是外伤；四是风、寒、湿、热之邪入侵经络，导致经络痹阻，气血运行不畅，血瘀内停，不通则痛。

1. 临床诊断

检查时可发现不同程度的脊柱侧弯，多数突向患侧；腰部僵直，腰生理前凸减少或消失，腰部活动多为不对称性受限；$L_{4\sim5}$、$L_5\sim S_1$ 棘突旁可能有压痛，并向下肢放射；直腿抬高试验阳性，双侧直腿抬高试验阳性，提示中央型突出的可能性；肌肉萎缩，肌力减弱，腱反射减弱或消失；受累神经根支配区的感觉，运动和反射的改变，有助于判断突出所在的部位，如 $L_{4\sim5}$ 椎间盘突出者，有胫骨后的皮肤感觉障碍；X 线片检查，可见脊柱侧凸和生理前凸改变，椎间隙变窄或左右不等宽，前窄后宽等，脊髓腔造影阳性有确诊和定位意义，肌电图检查对定位诊断和鉴别诊断有帮助。此外，本症常需同急性腰扭伤、腰椎管狭窄症、腰椎结核、腰椎滑脱症、马尾部肿瘤等病症鉴别。

2. 中医分型

（1）风寒痹阻型：腰腿冷痛，怕冷，寒冷刺激或阴雨天症状加重，以及身体肢体发冷，喜欢温暖环境。

（2）湿热阻滞型：腰腿疼痛，肢体发热，心烦，遇到热天或三伏天，症状明显加重，小便黄，大便不畅。

（3）气滞血瘀型：腰腿针刺样疼痛，夜间加重。

（4）肝肾亏虚型：多见于中老年人，腰腿疼痛，四肢乏力，肌肉萎缩。

一、药物外治法

（一）贴敷法

处方 094

独活、秦艽、防风、艾叶、透骨草、刘寄奴、苏木、赤芍、红花、甲珠、威灵仙各 9g。

【用法】将上述药物研成粉末，制成膏药。用生姜擦拭皮肤后，将膏药直接贴于使用部位或压痛点处。

【适应证】肝肾亏虚型腰椎间盘突出症。

【注意事项】如患者皮肤出现过敏现象应及时停止使用。

【出处】《山东中医杂志》2018，25（4）：257.

处方 095

生川乌 60g，生草乌 60g，生南星 60g，生半夏 60g。

【用法】三伏天时，上方共为细粉，加入白醋、姜汁和匀。涂好后外敷患处，10 天 1 次。每次 2~12 小时。

【适应证】各型腰椎间盘突出症。

【注意事项】此药毒性较大，只可外用，不可内服。外敷后皮肤很可能过敏，可隔纱布外敷。

【出处】《中国中医药报》2019，30（5）：72-73.

（二）热敷法

处方 096

羌活 20g，独活 20g，制川乌 10g，制草乌 10g，伸筋草 20g，透骨草 20g，川芎 20g，牛膝 15g，秦艽 30g，白芥子 30g，艾叶 20g。

【用法】将上述药物放入水中浸泡 2 小时，后将药物装入适当大小的布袋后用针线封口，将药袋放入水中上火加热至沸腾后再煮 5 分钟，关火，将药袋取出沥水，后在药袋外包裹多条毛巾使药袋温度温热，放在腰部外敷，随药袋温度逐渐下降逐步取下毛巾。药袋可放入药水中再次加热使用，1~2 天换药 1 次，连敷 10 天为 1 个疗程。

【适应证】各型腰椎间盘突出症。

【注意事项】敷药的时候防止温度过高，烫伤皮肤。

【出处】《中医学报》2016，29（9）：1387-1388.

（三）离子导入法

处方 097

制川乌 10g，制草乌 10g，羌活 20g，独活 20g，红花 15g，牛膝 15g，伸筋草 20g。

【操作】用 50% 乙醇浸泡上药 24 小时后去渣备用。取与中药离子导入仪电极板大小相同的纱布，蘸取适量药酒，接阳极与阴极，置于患处，阴阳两极放置不跨身体中线。通电量在 5~15mA 之间，每次治疗 20~30 分钟，每日 1 次，10 次为 1 个疗程。

【适应证】各型腰椎间盘突出症。

【注意事项】注意通电量的大小与刺激强度，时刻观察患者情况。

【出处】《中医学报》2016，29（9）：1387–1388.

（四）穴位注射法

处方 098

取穴：阿是穴。

用药：维生素 B_{12} 药液 1ml。

【操作】取患处最明显的压痛点，按穴位注射法常规操作，每处注入维生素 B_{12} 药液 1ml。每日 1 次，7 次为 1 个疗程。

【适应证】各型腰椎间盘突出症。

【注意事项】注意治疗室卫生消毒，防止交叉感染；治疗后嘱咐患者卧床休息。

【出处】开封市中医院特色疗法。

（五）药带疗法

处方 099

狗脊 60g，桑寄生 30g，川牛膝 30g，独活 20g，续断 20g，钻地风 20g，千年健 20g，当归 15g，桂枝 15g，五加皮 15g，川乌 10g，草乌 10g。

【用法】上药共研细末，用 100ml 白酒炒热，装入细长布袋中，缠缚于腰间，5 日换药 1 次。

【适应证】各型腰椎间盘突出症。

【注意事项】治疗过程中如出现局部皮肤瘙痒或疱疹，应暂停药带治疗。

【出处】《中国中医药报》2019，30（5）：72–73.

二、非药物外治法

（一）针刺法

处方 100

夹脊穴、委中、秩边、承扶、殷门、承山、昆仑、环跳、风市、阳陵泉、悬钟、阿是穴。

【操作】常规消毒所取穴区后，取适当长度毫针，在夹脊穴垂直缓慢进针，深度以有明显之酸胀麻沉等针感为宜，少数患者有下肢放射感。取1.5cm 长艾段，燃着后插入各穴（委中除外）针柄上，共灸 3 壮。每日 1 次，10 次为 1 个疗程。

【适应证】各型腰椎间盘突出症。

【注意事项】操作时注意消毒，艾灸点燃后防止艾灰掉落烫伤皮肤。

【出处】《山东体育科技》2019，41（5）：70-73.

处方 101

肾俞、环跳、承扶、殷门、委中、承山、阳陵泉、悬钟、阿是穴、夹脊穴等。

【操作】每次选用 3~5 个穴位，用强刺激或中等刺激，使麻电感向远端放射。如为根性痛者，可加夹脊穴。在急性期每日针治 1 次，待症状好转可间隔 1~2 天针刺。根据其疼痛部位可加夹脊穴、阿是穴及循经取穴。

【适应证】各型腰椎间盘突出症。

【注意事项】做到一穴一消毒，注意进针的深度，防止发生意外。

【出处】梁繁荣，王华.《针灸学》中国中医药出版社.

（二）灸法

处方 102

肾俞、命门、阿是穴。

【操作】在腰部所选区域放置艾灸盒。点燃 3~5cm 长的艾条段 2~3 段，对准穴位放在铁窗纱上，盖好封盖，要留有缝隙，以使空气流通，艾段燃烧充分。封盖用于调节火力、温度大小。一般而言，移开封盖，可使火力增大、温度升高；闭紧封盖，使火力变小，温度降低。以保持温热而无灼痛为宜。如合盖闭紧，患者仍感觉灼痛时，可将盒盖适当移开，以调节热度。待艾条燃尽后将盒子取走即可。灸材除用艾条外，尚可在穴区贴敷膏药或涂敷药糊等，行隔药灸法。温盒灸，每次治疗 20~30 分钟，每日 1~2 次，一般 7~10 日为 1 个疗程。

【适应证】风寒痹阻型腰椎间盘突出症。

【注意事项】如患者感到灼痛应及时去掉灸盒，以防皮肤烫伤。

【出处】《中医学报》2016，29（9）：1387–1388.

（三）推拿法

处方 103

华佗夹脊穴、环跳、承扶、殷门、委中、承山、昆仑、太溪、风府、风池、腰部痛点等。

【操作】

（1）推揉按拨腰部法：患者取俯卧位。医者立其健侧，用单手掌或双手掌由下而上推腰骶部督脉及双侧膀胱经 3~5 遍；双手大鱼际、拇指或叠掌、前臂缓稳用力揉腰骶部数分钟；前臂或拇指按压脊柱两侧，叠掌按压脊柱数遍；一肘尖或拇指缓稳用力小幅度重拨大肠俞（伤侧为主）数次，同时一前臂托同侧下肢股部后伸活动（划船样）数次。

（2）晃伸按抖搋腰法：患者取俯卧位。医者立其健侧，左手掌按压腰部脊柱病变部位，右前臂托双下肢股部缓缓地由小幅度到大幅度左右晃动下肢，将腰部尽力侧屈数次，同时按压腰部之手掌配合晃伸动作推扒按压腰部；双手大鱼际在病变部位两侧向上方、下方定点推抖数次；而后一手小鱼际或者握拳搋脊柱病变部位 2~3 分钟。

（3）揉搋拨理臀部法：患者取俯卧位。医者立其伤侧，推臀部，双手叠掌或前臂适度用力揉臀部 2~3 分钟；掌指关节搋臀部 2 分钟；双手拇指重叠拨臀部肌肉数次。最后，拇指或肘尖拨梨状肌数次，并缓稳用力深压其痛点镇定 0.5~1 分钟。

（4）揉按搋拿下肢法：患者取俯卧位。医者立其伤侧，双手拇指重叠或叠掌缓稳用力揉、拨、按压下肢后侧膀胱经路线各数遍（下肢以疼痛为主者，减去拨法；以麻木为主者，减去按压法）；用拇指按揉肾俞、大肠俞、秩边、环跳、承扶、委中、承山、太溪各30秒；小鱼际或掌指关节由上而下擦下肢后侧数遍；双手多指自上而下捏拿或空拳及合掌叩击下肢部数遍。

以上推拿手法每日1次，每次20~30分钟，10次为1个疗程。

【适应证】各型腰椎间盘突出症。

【注意事项】手法力度以患者能耐受为度。

【出处】房敏，宋柏林.《推拿学》中国中医药出版社.

（四）拔罐法

处方104

腰2~5夹脊、腰骶部位、疼痛部经脉循行周围、阿是穴。

【操作】先选以上部位，常规消毒。针刺叩打所选部位，可用强刺激，叩打出血，并在叩打后结合拔罐。如为根性骨神经痛可在夹脊穴处重点叩打。

【适应证】各型腰椎间盘突出症。

【注意事项】针刺处尽量保持清洁干燥，避免伤口感染。

【出处】高希言，邵素菊.《针灸临床学》河南科学技术出版社.

处方105

肾俞、腰阳关、命门、阿是穴。

【操作】以上部位，常规消毒，拔罐。每穴留罐5~15分钟，或用闪罐法反复吸拔，至皮肤潮红为止。或取患侧背部膀胱经腧穴，用走罐法。每天1次，10天为1个疗程。

【适应证】各型腰椎间盘突出症。

【注意事项】治疗期间防止拔罐部位受凉。

【出处】《广西中医药大学学报》2018，20（3）：37-39.

处方106

详见【操作】。

【操作】用强刺激手法，针刺时可同时按摩患部。可采用缪刺法，左病取右、右病取左，如两侧俱痛，可两手并刺。留针 15~20 分钟。成方举例：①腰腿痛：环跳、风市、阴市、委中、承山、昆仑、申脉。②腰腿疼痛：委中、人中。③腰腿不遂：上髎、环跳、阳陵泉、巨虚、下廉。④腰膝酸痛：环跳、昆仑、阳陵泉、养老。⑤腰髋髀作痛：关元灸百壮。⑥坐骨神经痛：常用环跳、阳陵泉、委中、风市、肾俞、昆仑、绝骨、大肠俞。配用承扶、承山、腰俞、八髎、侠溪、足三里、伏兔、梁丘、髀关、腰眼、臀中、解溪、飞扬等穴。⑦坐骨神经痛主穴：环跳、阳陵泉。腰骶痛选用肾俞、大肠俞、八髎。下肢痛选配承扶、风市、殷门、伏兔、委中、足三里、承山、绝骨、昆仑。

【适应证】各型腰椎间盘突出症。

【注意事项】针刺处尽量保持清洁干燥，避免伤口感染。

【出处】梁繁荣，王华.《针灸学》中国中医药出版社.

（五）针刀疗法

处方 107

腰椎间盘突出部位的华佗夹脊穴、阿是穴、环跳穴。

【操作】治疗时患者取俯卧位，其胸下垫枕头，常规局部消毒，术者戴口罩、无菌手套、常规消毒。针刀手法操作：针身与皮面垂直，刀口线和血管、神经、肌纤维方向一致，首先快速直线进针以突破浅筋膜，后稍提退针身，轻缓下探，刀下阻力感，当遇阻力感后，而患者也无异常感（疼痛或麻电感），短促速刺，突破触发点紧绷的筋膜。施术过程中如有出血，及时用干无菌棉签按压止血。术后用创可贴贴敷于进针处。每次治疗可选 1~10 个穴位进行治疗，7~10 天治疗 1 次。

【适应证】各类腰椎间盘突出症。

【注意事项】进针刀时不宜过快、过猛、过深，应熟练掌握局部解剖知识，根据患者局部肌肉丰厚程度合理掌握进针深浅，以免损伤神经及大血管。治疗时患者有胀、麻、痛感是正常反应，有时可一过性放射到下肢，如胀、麻、痛感持续，应及时停止此处的治疗。

【出处】郭长青.《针刀医学》中国中医药出版社.

（六）刮痧法

处方 108

华佗夹脊穴、阿是穴。

【操作】用红花油涂擦患部或穴位处，刮痧板以 45° 倾斜面按肌肉纹理方向或经络走形方向由上而下、由内而外顺次刮拭，用力均匀、力度适中，以刮痧部位出现红色或紫色痧点或痧斑为宜。5~7 天后进行第二次刮痧。

【适应证】风寒痹阻型、气滞血瘀型腰椎间盘突出症。

【注意事项】治疗期间防止刮痧部位受凉，洗澡时尽量不去搓揉局部皮肤。

【出处】《广西中医药大学学报》2018，20（3）：37-39.

综合评按：大多数腰椎间盘突出症患者可以经非手术治疗缓解症状或治愈。其治疗原理并非将退变突出的椎间盘组织回复原位，而是改变椎间盘组织与受压神经根的相对位置或部分回纳，减轻对神经根的压迫，松解神经根的粘连，消除神经根的炎症，从而缓解症状。非手术治疗主要适用于：①年轻、初次发作或病程较短者；②症状较轻，休息后症状可自行缓解者；③影像学检查无明显椎管狭窄者。日常注意加强肌肉锻炼。强有力的背部肌肉，可防止腰背部软组织损伤；锻炼腹肌和肋间肌，可增加腹内压和胸膜腔内压，有助于减轻腰椎负荷。中医保守治疗以针对性强，操作较安全、简单，价格低廉等特点而为广大患者所接受。然而，中医保守疗法并非尽善尽美，对于典型马尾综合征的中央型脱出、破裂型腰椎间盘突出症和突出的椎间盘钙化和后纵韧带骨化及合并严重的椎管狭窄者，保守疗法效果较差，考虑手术治疗。

第十三节　腰椎椎管狭窄症

腰椎管狭窄症是指构成椎管的骨性组织或软组织，由于先天性发育或后天性退变的各种因素，造成椎管、侧隐窝、椎间孔的狭窄，引起马尾神经或神经根受压迫或受刺激，出现间歇性跛行、腰腿痛等一系列临床表现的综合征。腰椎管狭窄症是腰腿痛疾病中最常见的病症之一，属中医学伤筋的范畴。

从西医学的角度看，腰椎管狭窄症可分为先天发育性和后天获得性。后天获得性包括退变性、腰椎峡部不连腰椎滑脱性、脊柱骨折脱位外伤性、医源性等。临床多为在先天椎管狭窄的基础上，由于脊柱退变而引发本症，常见于中年以上男性。

1. 临床诊断

（1）腰痛、下肢痛呈典型的腰骶神经根分布区域的疼痛，常表现为下肢痛重于腰痛。

（2）按神经分布区域表现为肌肉萎缩、肌力减弱、感觉异常和反射改变四种神经障碍体征中的两种征象。

（3）神经根张力试验、直腿抬高试验或股神经牵拉试验阳性。

（4）影像学检查包括 X 线、CT、MRI 或特殊造影等异常征象与临床表现一致。有腰痛、腿痛、间歇性跛行而阳性体征较少者，结合 CT、MRI、椎管内造影等检查显示椎管、侧隐窝狭窄者，即可作出定性及定位诊断。

（5）注意与血管性间歇性跛行（如血栓闭塞性脉管炎）、腰椎间盘突出症、股骨头坏死等鉴别。

2. 中医分型

（1）风寒湿型：腰部冷痛，酸胀重着，转侧不利，寒冷、阴雨天发作或加重。舌苔白腻，脉沉而迟缓。

（2）瘀血型：腰痛或如锥刺或如折，痛有定处，日轻夜重，痛势轻者俯仰不利，重者不能转侧，痛处拒按。舌质紫暗，或有瘀斑，脉涩。多有闪挫跌打外伤史。

（3）肾虚型：腰部酸软疼痛，绵绵不已，喜揉喜按，腿膝无力，遇劳更甚，卧则减轻，常反复发作。偏阳虚者，面色㿠白，怕冷，手足不温，少气乏力，苔薄白，舌质淡，脉沉细；偏阴虚者，面色潮红，心烦，口干咽燥，手足心热，舌红少苔，脉细数。

一、药物外治法

（一）热敷法

💊**处方 109**

羌活 20g，独活 20g，制川乌 10g，制草乌 10g，伸筋草 20g，透骨草 20g，川芎 20g，牛膝 15g，秦艽 30g，白芥子 30g，艾叶 20g。

【用法】将上述药物放入水中浸泡 2 小时，然后将药物装入适当大小的布袋中用针线封口，将药袋放入浸泡药物的药水中，上火加热至沸腾后再煮 5 分钟，关火，将药袋取出沥水。在药袋外包裹多条毛巾使药袋温度温热，放在腰部外敷，随药袋温度逐渐下降逐步取下毛巾。药袋可放入药水中再次使用，1~2 天换药 1 次，连敷 10 天为 1 个疗程。

【适应证】肾虚型、风寒型、气滞血瘀型腰椎椎管狭窄症。

【注意事项】治疗期间忌食腥、冷、辛、辣食物。

【出处】范正祥.《常见病简易疗法手册》人民卫生出版社.

（二）熏洗法

💊**处方 110**

羌活 30g，独活 30g，制川乌 30g，草乌 30g，伸筋草 45g，透骨草 45g，桑枝 30g，桂枝 20g，川芎 20g，牛膝 20g，海桐皮 20g，细辛 12g，花椒 30g，白芥子 30g，麻黄 20g，苏木 50g，木瓜 30g，海风藤 30g，白芷 30g，艾叶 20g。

【用法】上药放入盆中加冷水置火上煮或蒸，沸腾 5 分钟后，将盆离火置地上，趁热熏洗或外敷患处，并轻轻揉按患者。每天 1~2 次，10 天为 1 个疗程。

【适应证】风寒湿型、肾虚型腰椎椎管狭窄症。

【注意事项】治疗期间忌食腥、冷、辛、辣食物。

【出处】开封市中医院经验方。

（三）熏蒸法

处方 111

牛膝 20g，海桐皮 20g，细辛 12g，花椒 30g，白芥子 30g，麻黄 20g，苏木 50g，木瓜 30g，海风藤 30g，独活 30g，制川乌 30g，制草乌 30g，伸筋草 45g。

【用法】将上药置于熏蒸治疗机中煎制，调定温度至 43~47℃，熏蒸时间为 30 分钟。每剂可用 2 次，每日 1 次，10 次为 1 个疗程。

【适应证】风寒湿型、瘀血型腰椎椎管狭窄症。

【注意事项】治疗期间忌食腥、冷、辛、辣食物。

【出处】马烈光，蒋力生.《中医养生学》中国中医药出版社.

二、非药物外治法

（一）灸法

处方 112

阿是穴、腰夹脊穴、八髎穴。伴下肢症状者加足三里、秩边、阳陵泉、昆仑。

【操作】每次选用 3~5 个穴位，每穴用温和灸灸治 15 分钟，每日 1 次，10 次为 1 个疗程，疗程之间间隔 5 天。

【适应证】各型腰椎椎管狭窄症。

【注意事项】治疗期间忌食腥、冷、辛、辣食物。

【出处】高希言，邵素菊.《针灸临床学》河南科学技术出版社.

（二）针刺法

处方 113

肾俞、大肠俞、次髎、秩边、环跳、委中、阳陵泉、承山、昆仑，均为双侧取穴。

【操作】患者取俯卧位，充分暴露腰腿部位。穴位常规消毒后，选用规格为 0.30mm×40mm 的一次性针灸针，按序进针。以得气为度，行平补平泻手法。然后将 2~3cm 左右的艾条段套在双侧肾俞、大肠俞的针柄上并点燃，皮肤表面覆盖隔热层，以患者热感明显但能耐受为度，至艾条燃尽后取下。留针 30 分钟。每日 1 次，7 天为 1 个疗程，共治疗 2 个疗程。

【适应证】各型腰椎椎管狭窄症。

【注意事项】治疗期间忌食腥、冷、辛、辣食物。

【出处】石学敏.《针灸学》中国中医药出版社.

处方 114

双侧腰 2~5 华佗夹脊穴。

【操作】穴位常规消毒后，用 2 寸毫针与皮肤呈 60° 角向脊柱方向斜刺，至患者有局部酸、胀、麻、放电样感觉后，接电针治疗仪，用断续波，中等刺激强度，平补平泻，刺激 30 分钟。每日 1 次，10 次为 1 个疗程。

【适应证】各型腰椎椎管狭窄症。

【注意事项】治疗期间忌食腥、冷、辛、辣食物。

【出处】高希言，邵素菊.《针灸临床学》河南科学技术出版社.

（三）推拿法

处方 115

详见【操作】。

【操作】

（1）患者取俯卧位，术者立其侧方。用㨰法、掌根按揉法在竖脊肌、腰骶部、臀部、大腿后侧、小腿后侧操作 15 分钟。

（2）用拇指点揉肾俞、气海、关元、腰 3~5 夹脊穴、秩边、环跳、足三里、阿是穴、殷门、委中、承山、昆仑、阳陵泉、绝骨，每穴 1 分钟。

（3）用㨰法在大腿前侧髂腰肌、股四头肌部位操作 10 分钟。

（4）然后做被动直腿抬高动作，动作宜缓，牵拉不能过大。

（5）掌擦腰骶脊柱两侧，以透热为度。

每日 1 次，15 次为 1 个疗程。

【适应证】各型腰椎椎管狭窄症。

【注意事项】治疗期间忌食腥、冷、辛、辣食物。

【出处】王华兰.《推拿治疗学》上海科学技术出版社.

（四）拔罐法

🥣处方 116

肾俞、腰阳关、命门、阿是穴。

【操作】用闪火法拔罐，每穴留罐 5~15 分钟，或用闪罐法反复吸拔，至皮肤潮红为止。或取患侧背部膀胱经腧穴，用走罐法。每日 1 次，10 天为 1 个疗程。

【适应证】各型腰椎椎管狭窄症。

【注意事项】治疗期间忌食腥、冷、辛、辣食物。

【出处】高渌汶.《实用中医拔罐学》北京学苑出版社.

🥣处方 117

第 5 腰椎棘突与骶骨间旁约 1.5 寸明显压痛处。

【操作】以上部位常规消毒，用梅花针叩刺至皮肤微微出血为度，后拔罐留至 10~15 分钟，以拔出少量瘀血为度。隔日 1 次，5 次为 1 个疗程。

【适应证】各型腰椎椎管狭窄症。

【注意事项】治疗期间忌食腥、冷、辛、辣食物。

【出处】杜培学，刘卫国，汪贵生，等.《腰椎间盘突出症的自我疗法》中国中医药出版社.

（五）耳穴压豆法

🥣处方 118

耳穴：腰痛点、腰骶椎、坐骨神经、臀部反射区。

【操作】将王不留行籽贴附在 0.5cm×0.5cm 大小胶布中央，用镊子夹住胶布贴敷在选取的耳穴表面，每日自行按压 3~4 次，每穴按压 0.5~1 分钟，3~5 天更换 1 次，5~10 次为 1 个疗程。双耳交替贴。

【适应证】各型腰椎椎管狭窄症。

【注意事项】治疗期间忌食腥、冷、辛、辣食物。

【出处】杜培学，刘卫国，汪贵生，等.《腰椎间盘突出症的自我疗法》

中国中医药出版社.

综合评按：腰椎椎管狭窄症是导致慢性腰腿痛的常见病症之一，常与椎间盘膨出或突出、腰椎退行性变同时存在，因此临床诊治相对复杂。其发病既有先天因素，也有后天因素，非手术疗法可缓解病情。目前认为，本病应先行非手术治疗，若疗效不明显或病症逐渐加重可考虑手术治疗。在多种非手法疗法中，包括口服非甾体类抗炎药、卧床制动、推拿、牵引、中药内服外敷、针灸等，其中针灸具有疗效佳、副作用少、操作简便等独特优势。如出现疼痛剧烈，影响日常生活，行走或站立时间不断缩短，由明显的神经根传导功能障碍，尤其是某些肌肉无力或萎缩的症状，则需要手术治疗。生活中注意纠正不良姿势，勿弯腰负重，避免过度扭转身体；避免剧烈运动或久坐、久站、久行。超重者应控制体重，减轻腰部负担，并正确使用腰围。保持大便通畅，腹压增加可导致椎间盘突出加重。避免增加腹压的动作：如用力咳嗽、打喷嚏、屏气排便等。腰背肌锻炼，如三点式、五点式、倒走等，主要适合于慢性期或恢复期患者，急性期患者应绝对卧床休息。第三腰椎横突综合征的治疗为参照本病。

第十四节　梨状肌综合征

梨状肌综合征是指因急、慢性损伤使梨状肌受到牵拉而造成损伤，引起局部充血、水肿、痉挛、变性等炎症反应，刺激或压迫坐骨神经，出现臀部疼痛及下肢放射性疼痛的一种疾病。本病是引起干性坐骨神经痛的常见原因，多见于青壮年，属中医伤科足少阳经筋病范畴。

1. 临床诊断

（1）以坐骨神经痛为主要表现，疼痛从臀部经大腿后方向小腿和足部放射。

（2）由于症状较剧且影响行走，故患者就诊时间比较早，肌力的下降并不严重。

（3）检查时患者有疼痛性跛行，轻度小腿肌肉萎缩，小腿以下皮肤感觉异常。有时臀部（环跳穴附近）可扪及条索状或块状物。

（4）"4"字试验时予以外力拮抗可加重或诱发坐骨神经痛。

2. 中医分型

（1）气滞血瘀型：臀痛如锥、拒按，疼痛可沿大腿后侧向足部放射，痛处固定，动则加重，夜不能眠。舌暗红苔黄，脉弦。

（2）风寒湿痹型：臀腿疼痛，屈伸受限。偏寒者得寒痛增，肢体发凉，畏冷，舌淡苔薄腻，脉沉紧；偏湿者肢体麻木，酸痛重着，舌淡苔白腻，脉濡缓。

（3）湿热痹阻型：臀腿灼痛，腿软无力，关节重着，口渴不欲饮，尿黄赤。舌质红，苔黄腻，脉滑数。

（4）肝肾亏虚型：臀部酸痛，腿膝乏力，遇劳更甚，卧则减轻。偏阳虚者面色无华，手足不温，舌质淡，脉沉细；偏阴虚者面色潮红，手足心热，舌质红，脉弦细数。

一、药物外治法

贴敷法

处方 119

马钱子 120g，川乌 40g，草乌 40g，乳香 20g，没药 20g，地龙 20g，木瓜 20g。

【用法】上药用纯香油 3000ml 浸泡 1 周，炸透去渣，熬至滴水成珠，下黄丹适量成膏，倒入水中 3 天拔火毒后，摊布上备用。每贴药剂重约 15g，每贴膏药外敷 3~5 天，4 贴为 1 个疗程。

【适应证】气滞血瘀型梨状肌综合征。

【出处】《中医外治杂志》2000，9（4）：51.

处方 120

草乌头 6g，生南星 10g，地龙 10g，甘遂 10g，伸筋草 15g，延胡索 15g，公丁香 10g。

【用法】上药筛选干净后 60℃烘干 3 分钟，粉碎，过 1000 目筛，混匀。

装入干燥密闭的容器内，避光保存备用。贴敷前取适量药粉放在盛膏缸内，加入适量生姜汁调匀，使药粉能够搓成饼形。根据所取的穴位，将药物做成豌豆大小放置在麝香止痛膏中央，贴于相应穴位。每次选 2 个穴位，交替取穴。8 小时后取下，隔天 1 次，7 次为 1 个疗程。

【适应证】气滞血瘀型梨状肌综合征。

【注意事项】治疗时局部皮肤应保持清洁干燥。

【出处】《浙江中西医结合杂志》2008，18（8）：517-518.

二、非药物外治法

（一）灸法

处方 121

局部阿是穴。

【操作】充分暴露患肢，选取腓骨外上髁局部最痛处，用蚕豆大小的艾炷直接灸。用手将艾绒搓紧，如蚕豆大小。灸治时以艾炷的壮数来掌握刺激量的轻重。当艾炷燃剩五分之一或四分之一且患者感到微有灼痛时，即可易炷再灸。每次施灸 6~8 壮，每天 1 次，10 次为 1 个疗程。

【适应证】风寒湿痹型梨状肌综合征。

【注意事项】一般应灸至皮肤红润而不起疱为度，皮肤无灼伤，灸后不化脓。在捻艾绒时应尽量做得紧实一些，这样在燃烧时火势逐渐加强，透达深部，效果较好。

【出处】《实用医药杂志》2004，21（9）：823.

（二）针刺法

处方 122

以足少阳胆经为主。取阿是穴、环跳、承扶、殷门、委中、阳陵泉等。

【操作】采用常规毫针针刺法操作，用泻法，以有酸麻感向远端放散为宜。针感不明显者，可加强捻转。留针 20~30 分钟，每日 1 次，10 次为 1 个疗程。

【适应证】各型梨状肌综合征。

【注意事项】选用合适的体位，治疗过程中注意观察患者反应。

【出处】《现代中西医结合杂志》2007，16（6）：781.

处方 123

局部压痛点。

【操作】患者取卧位，充分暴露疼痛部位。医者在压痛点及疼痛区域做好标记，局部常规消毒。首先选用细火针，右手持火针针柄，左手持酒精灯，将酒精灯靠近患者，把火针在酒精灯上烧红发白，对准压痛点速刺 2~3 针，入皮深 1~2cm，用酒精棉球压迫点刺部位。然后换用中等粗火针，在疼痛区域做快速浅刺，每 1cm 点刺 1 针。隔日 1 次，2 次为 1 个疗程。

【适应证】风寒湿痹型梨状肌综合征。

【注意事项】操作时要保护血管及神经，动作要快，用力要均匀；针后 2 天内勿洗澡；局部发痒者，不能用手搔抓，以防感染。

【出处】《山东中医杂志》2014，33（8）：158。

处方 124

居髎、准环跳、痛点、阳陵泉、飞扬。

【操作】

（1）体位：患者取侧卧屈膝位，患侧在上，健侧下肢在下并伸直，可于患侧膝下放置一个枕垫。

（2）针刺取穴：①居髎；②准环跳（经验穴，患者侧卧屈膝，患侧在上，在患侧股骨大转子最高点沿与股骨干垂直方向向臀部平移 3 寸处取穴）；③痛点（以居髎、准环跳两点连线为底边，向臀中部划一个等边三角形，三角形的顶点即为痛点，一般正当梨状肌投影处，为患者疼痛之处）；④阳陵泉；⑤飞扬。如辨证属气血虚弱、寒湿痹阻者可加取足三里穴，以上所取均为患侧穴位。

（3）刺灸法：诸穴针刺得气后，痛点穴可施用泻法，余穴皆用平补平泻法。如临床辨证属气血瘀滞型者可在手法后接用 K68805-2 型电针仪导线两对（居髎、阳陵泉；痛点、准环跳）以连续波刺激，留针 30 分钟；如临床辨证属风寒湿痹，气血虚弱者，可于手法后每次选 3~4 个穴位用 1.5cm 艾条段直接套于针柄上行温针灸法。如果梨状肌损伤较广，痛点范围较广的，可于痛点穴施行"直入一，傍入二"之齐刺法。

【适应证】各型梨状肌综合征。

【注意事项】针刺处尽量保持清洁干燥，避免伤口感染。

【出处】《针灸临床杂志》2001，17（11）：48.

（三）推拿法

处方 125

用㨰、拿、按揉、点按、弹拨、推、擦法及运动关节类等手法。选用环跳、承扶、风市、阳陵泉、委中、承山、梨状肌体表投影区及下肢等。

【操作】

1.急性期（发作期）

（1）㨰揉舒筋法：患者取俯卧位，侧髋前垫枕，使髋、膝关节屈曲内收。医生站于患侧，先用柔和而深沉的㨰法、拿法、按揉法等施术于臀部及大腿后侧，往返操作5~8次，使臀部及大腿后侧肌肉充分放松。

（2）点拨通络法：用拇指或肘尖点揉梨状肌及周围痛点，用拇指弹拨痉挛的梨状肌肌腹，重复操作3~5次，以达到通络止痛的目的。

（3）点按止痛法：用点按法点环跳、承扶、委中、承山等穴，每穴1分钟，以酸胀为度。

（4）掌推理筋法：用掌推法，顺梨状肌肌纤维方向反复推3~5次，力达深层，达到理筋的目的。

（5）关节活动法：患者取仰卧位。医生一手位于踝关节处，另一手握膝关节，在使膝髋关节屈曲的同时做内收外旋运动，范围由小逐渐加大，当达到最大限度时使髋关节向相反方向做外展内旋运动，重复5次。

2.慢性期（缓解期）

（1）㨰揉舒筋法：患者取俯卧位，医生用㨰法、拿揉法、掌按揉法等手法施术于臀及下肢后侧，往返操作5~8次，使臀部及大腿后侧肌肉充分放松。

（2）弹拨解痉法：用拇指或肘尖用力弹拨条索样之梨状肌腹，以患者能忍受为度，重复3~5次，以达到通络止痛的目的。

（3）点按止痛法：用点按法点按环跳、承扶、风市、委中、承山、阳陵泉、昆仑等穴各 0.5~1 分钟，以患者感到酸胀为度。

（4）关节活动法：医生一手扶按臀部，另一手托扶患侧下肢，做髋关节的后伸、外展及外旋等被动运动，使之松解粘连，解痉止痛。

（5）结束手法：沿梨状肌肌纤维方向用擦法，以透热为度。

以上推拿手法每日 1 次，10 次为 1 个疗程。

【适应证】各型梨状肌综合征。

【注意事项】治疗时避免使用蛮力，以免加重病情。

【出处】宋柏林，于天源 .《推拿治疗学》人民卫生出版社 .

（四）针刀疗法

处方 126

阿是穴。

【操作】选择压痛最敏感点或条索状改变处，用紫药水做标记，皮肤常规消毒，铺洞巾，戴消毒手套，持汉章 2 型针刀，按"四部进针法"进针至酸胀痛最明显处，实行梨状肌纵行疏通剥离、横向摆动剥离。每周 1 次，3~5 次为 1 个疗程。

【适应证】各型梨状肌综合征。

【注意事项】针刺处尽量保持清洁干燥，避免伤口感染。

【出处】《吉林中医药杂志》2007，27（7）：45.

（五）穴位埋线法

处方 127

主穴：承扶、阿是穴；配穴；阳陵泉、殷门、小肠俞、风市。如患者伴有腰部疼痛，则在上述穴位基础上，加配大肠俞穴及肾俞穴。

【操作】患者取侧卧位，保持健侧肢体在下，用龙胆紫做标记。取 2cm 2-0 号羊肠线，以小镊子穿入 9 号一次性穴位埋线针内，垂直各穴位皮肤快速进针。退针推针芯的标志为患者下肢或臀下部有放射感。推针芯后，将羊肠线注入患者穴位内。穴位表面粘创可贴并固定。每周 1 次，3 次为 1 个疗程。

【适应证】各型梨状肌综合征。

【**注意事项**】针刺处尽量保持清洁干燥，避免伤口感染。

【**出处**】《中国针灸》2011，31（12）：1100.

综合评按： 本病以梨状肌痉挛、炎症水肿为病理特点。推拿治疗的关键是缓解梨状肌痉挛，解除对神经、血管的压迫，同时加速血液循环，促进新陈代谢，改善局部组织的营养供应，以利于损伤组织的修复。因梨状肌位置较深，临床常用按揉法和弹拨法操作。治疗时避免使用蛮力，以防加重病情。

第十五节　膝关节半月板损伤

膝关节半月板损伤是一种以膝关节局限性疼痛、打软腿或膝关节交锁、股四头肌萎缩、膝关节间隙固定的局限性压痛为主要表现的疾病，是膝关节中最常见的损伤。膝关节半月板损伤属中医"筋伤"范畴。

1. 临床诊断

（1）有膝关节扭转致伤史，伤膝功能有不同程度受限。

（2）伤后关节疼痛、肿胀、活动受限，膝关节内、外侧有压痛，后期可见股四头肌萎缩，部分患者有弹响和交锁症状。

（3）慢性期：股四头肌萎缩，以股四头肌内侧尤明显。

（4）麦氏征和膝关节研磨试验阳性。

（5）MRI证实确有半月板损伤。

2. 中医分型

（1）气滞血瘀型：损伤初期关节疼痛、肿胀、关节腔积血、交锁现象出现，膝关节功能活动受限。舌质淡红，或有瘀斑，舌苔薄白，脉弦。

（2）脾失健运型：多见于损伤中后期，以关节肿胀、关节积液为主，疼痛较轻或无明显疼痛，无明显交锁征。舌淡，舌体略胖大，边有齿痕，苔白或白腻，脉滑濡。

（3）寒湿凝滞型：症见关节疼痛，局部怕冷，屈伸不利。舌淡苔白，脉沉紧。

（4）肾气不足型：膝关节酸痛，打软腿，上下台阶时膝关节疼痛加重，X 线片可见膝关节骨质增生明显。舌淡红，苔薄白，脉沉。

一、药物外治法

（一）敷药法

处方 128

黄芪 15g，合欢皮 15g，白及 15g，续断 9g，千年健 9g，骨碎补 15g，紫河车 9g，茯苓 9g，苏木 9g，白芍 9g。

【用法】将上药研制成粉末状，用开水和蜜糖少许调敷患处，隔日换药 1 次。

【适应证】肾气不足型膝关节半月板损伤。

【注意事项】对治疗药物过敏者，治疗部位皮肤破溃者，合并有精神疾病或其他系统严重疾病者禁用。

【出处】张卫华.《腰腿痛的诊断与非手术治疗》人民军医出版社.

（二）熏洗法

处方 129

红花 15g，三棱 10g，莪术 10g，芒硝 30g，泽兰 10g，薏苡仁 15g，伸筋草 15g，透骨草 15g，海桐皮 15g，当归尾 10g，山楂 10g，桂枝 10g。

【用法】上述药物加水 2L 浸泡，煮开 20 分钟，先熏后洗，温度以患者能耐受为度。每日早、晚各熏洗 1 次，每次 30 分钟。

【适应证】气滞血瘀型膝关节半月板损伤。

【出处】《中国民间疗法》2018，26（13）：48–50.

处方 130

桂枝 15g，威灵仙 15g，防风 15g，五加皮 15g，细辛 10g，荆芥 10g，没药 10g。

【用法】将上述药物水煎沸 5 分钟后熏洗患膝，每次 30 分钟，每日 1~2 次，7~10 天为 1 个疗程。

【适应证】寒湿凝滞型膝关节半月板损伤。

【出处】《山东中医杂志》2006，25（4）：257.

（三）熏蒸法

处方 131

草乌、川乌、透骨草、伸筋草、红花、海桐皮各 20g，防风、虎杖、羌活、牛膝各 15g，没药、乳香各 10g。

【用法】将上述药物加入 1000ml 水中浸泡 8 小时，将药汤放至熏锅中，熏蒸过程中，尽量使患肢与药液相距 20cm 左右，并依据患者耐受度进行适当调整。每次 50 分钟，每日 1 次，共熏蒸 2 个月。

【适应证】寒湿凝滞、气滞血瘀型膝关节半月板损伤。

【注意事项】对治疗药物过敏者；意识模糊，无法配合治疗者；施术部位皮肤有破损等病变者；合并造血系统、心血管系统疾病者；妊娠、哺乳期患者；合并骨结核、骨肿瘤等疾病者均禁用。

【出处】《中国中医药现代远程教育》2019，17（20）：77-79.

（四）药衣法

处方 132

生草乌、黄芪、杜仲、仙茅、金毛狗脊、锁阳、川芎、当归、白芷、苍术、防己、牛膝、五加皮、木香、细辛、肉桂各 6g，艾叶 60g。

【用法】上述药物共研成细末。选择适宜的护膝，缝制成药物护膝，日夜使用。

【适应证】各型膝关节半月板损伤。

【出处】贾一江，庞国明，府强，等.《当代中药外治临床大全》中国中医药出版社.

（五）穴位注射法

处方 133

确炎舒松 -A、普鲁卡因、当归注射液各 2ml，维生素 B$_{12}$ 注射液 1ml。

【操作】以半月板为中心，上、下、左、右各 1 针做局部穴位封闭。

取确炎舒松 –A 2ml，2% 普鲁卡因 2ml，当归注射液 2ml，维生素 B$_{12}$ 1ml（0.5mg），在严格无菌操作情况下做局部封闭，每隔 4 天 1 次。

【适应证】各型膝关节半月板损伤。

【注意事项】治疗部位皮肤破损者禁用。

【出处】《针灸临床杂志》2003，19（3）：9.

二、非药物外治法

（一）灸法

处方 134

膝阳关、内膝眼、血海、阳陵泉、阴陵泉、梁丘、足三里、阿是穴。

【操作】按隔药（姜）灸法操作（取新鲜生姜一块，切成厚约 0.3cm 的姜片，大小可视施灸部位及所用艾炷大小而定，用针于中间穿刺数孔，放在施灸的穴位上，上置艾炷点燃施灸）。每次选用 3~5 个穴位，每穴每次灸 3~5 壮，每日 1 次，10 天为 1 个疗程。

【适应证】各型膝关节半月板损伤。

【注意事项】①如患者在施灸过程中觉局部有热痛感，可将姜片连同艾炷向上略提起，稍停后放下再灸，或随即更换艾炷再灸。以局部皮肤潮红湿润为度。②患有皮肤感觉减弱或过敏者慎用。

【出处】贾一江，庞国明，府强，等 .《当代中药外治临床大全》中国中医药出版社 .

处方 135

膝阳关、内膝眼、血海、阳陵泉、阴陵泉、梁丘、足三里、阿是穴。

【操作】先将灸盒无底的一面罩在需灸部位上，然后点燃 1 寸左右长的艾条（根数依所灸部位确定）对着罩在盒下的经络和穴位处，横放于盒中网上，最后盖上盒盖。每日 1 次，每次 20 分钟，7 天为 1 个疗程。

【适应证】各型膝关节半月板损伤。

【注意事项】盒内的温度太高则将盒盖稍移，留一小间隙以降温；灸时体位要保持平稳，避免艾炷滚动烧着衣物或皮肤。

【出处】贾一江，庞国明，府强，等．《当代中药外治临床大全》中国中医药出版社．

（二）推拿法

处方 136

详见【操作】。

【操作】

（1）急性损伤者，治宜解除交锁，消肿止痛，宜先做一次理筋手法治疗。嘱患者仰卧位，放松患肢，术者一手捏住膝部，拇指轻轻揉按痛点，另一手握住踝部，徐徐屈伸膝关节，并轻轻内外旋转患者小腿，直至交锁症状消失。以后每日在患膝上下以揉、搓手法按摩 1~2 次，每次 15 分钟，以局部温热舒适为宜。

（2）中期及慢性损伤者，治宜养血活血、舒筋活络，可每日做 1 次局部按摩。术者先用拇指按压关节间隙疼痛点，并配合点穴法，点穴可选取风市、血海、梁丘、膝眼、委中、阳陵泉、阴陵泉等穴，每穴 2~3 分钟，每次取穴 3~5 个，然后在患膝上下做推、揉、拿捏等手法。

【适应证】各型膝关节半月板损伤。

【注意事项】治疗部位皮肤破损者禁用。

【出处】《山东中医杂志》2006，25（4）：257.

（三）针灸法

处方 137

血海、阴陵泉、内膝眼、三阴交、太溪、阿是穴。

【操作】用 1.5 寸针灸针直刺，运用平补平泻手法，得气后加以电针仪治疗，选用疏密波，外加 TDP 神灯治疗 20 分钟。每日 1 次，注意一定在半月板外侧的阿是穴上的针灸针上加用温和灸。

【适应证】各型膝关节内侧半月板损伤。

【出处】《山东体育科技》2019，41（5）：70–73.

处方 138

梁丘、犊鼻、足三里、膝阳关、阳陵泉、阿是穴。

【操作】用 1.5 寸针灸针直刺，运用平补平泻手法，得气后加以电针仪治疗，选用疏密波，外加 TDP 神灯治疗 20 分钟。每日 1 次，注意一定在半月板外侧的阿是穴上的针灸针上加用温和灸。

【适应证】各型膝关节外侧半月板损伤。

【出处】《山东体育科技》2019，41（5）：70–73.

处方 139

阿是穴。

【操作】于阿是穴处采用四花刺法治疗。患者取仰卧位，放松身体，医者在患者股直肌起点处髂前下棘，髌骨上缘的内、外侧及中点上方以及内、外膝眼连线上循按，找到疼痛最明显处即为阿是穴，每次选取 2~3 个阿是穴。穴位局部常规消毒，依据患者肌肉的丰厚程度，选取 0.35mm×40mm、0.35mm×60mm 的一次性无菌针灸针，同一阿是穴处分别向上、下、左、右斜刺，进针角度为每针沿着正对侧方向斜 45° 角刺入，使针柄、针尾交叉排列如"四花"状。进针完毕后，行小幅度快频率提插泻法，提插幅度为 5~7mm，频率为每分钟 100~150 次，以患者感觉明显酸、胀、痛且能耐受为度。每次行针 1 分钟，每 10 分钟行针 1 次，3 次后出针。出针时摇大针孔，待少量血从针孔排出后用无菌干棉球按压止血。隔日治疗 1 次，10 次为 1 个疗程，共治疗 2 个疗程。

【适应证】各型膝关节半月板损伤。

【注意事项】精神紧张、过度劳累、体质虚弱者，有凝血功能障碍性疾病者均禁用。

【出处】《广西中医药大学学报》2019，22（3）：37–39.

（四）针刀疗法

处方 140

髌韧带内侧和外侧、半月板周围压痛点。

【操作】患者取仰卧位，屈膝 30°~50°，足部平放于治疗床上。患侧膝关节常规消毒后，铺洞巾。若膝关节有积液，在针刀治疗前，将关节内积液抽出（穿刺点在髌骨中段两侧关节间隙），积液抽出后立即进行针刀治疗。半月板损伤一般都会引起膝部疼痛，而半月板周围的疼痛一般都在髌韧带内侧和外侧。在压痛点处选一点，让针体和胫骨大致呈30°角，刺入关节内侧，进行松解剥离。如果在半月板周围的其他地方有痛点，采用同样的方法进行松解。出针后，针孔处贴创可贴。

【适应证】各型膝关节半月板损伤。

【出处】《上海针灸杂志》2015，34（9）：880-884.

综合评按：中医学认为，关节软骨盘隶属于"筋"，故膝关节半月板损伤属中医"筋伤"范畴。筋伤后将影响肢体关节的正常活动，故及时正确的诊治尤为重要。中医外治法具有独特的优势，患者乐于接受，或外敷，或熏洗，或艾灸，或穴位注射，或推拿按摩，或针刺，或针刀疗法等，各具特色，体现中医简、便、验、廉的特点。但如果经非手术治疗无效、症状和体征明显、诊断明确者，应及早行手术切除损伤的半月板，或关节镜手术行半月板部分切除，以防发生创伤性关节炎。

第十六节　膝关节交叉韧带损伤

膝关节交叉韧带损伤即由于膝关节受到外力作用而损伤，导致以膝关节严重肿胀、疼痛，关节功能障碍，关节松弛，推拉试验（抽屉试验）阳性为主要表现的疾病。交叉韧带位置深，结构稳定，只有非常严重的暴力才会导致交叉韧带损伤或断裂，且多伴有膝关节脱位、侧副韧带断裂等。一般单纯的膝关节交叉韧带损伤临床较为少见。当暴力撞击小腿上端后方或大腿下端前方时，可使胫骨相对向前移位，造成前交叉韧带损伤，可伴有胫骨隆凸撕脱骨折；当暴力撞击小腿上端前方或大腿下端后方时，使胫骨相对向后移位，造成后交叉韧带损伤，可伴有胫骨隆凸撕脱骨折。

参考美国医学会运动医学委员会的《运动损伤的标准命名法》，可将韧带损伤按严重程度分为三度。韧带的Ⅰ度损伤为有少量韧带纤维的撕裂，伴局部压痛，但无关节不稳；Ⅱ度损伤为有更多韧带纤维的断裂，并伴有更重的功能丧失和关节反应，并有轻度到中度的关节不稳；Ⅲ度损伤为韧带的完全破裂，并因此产生显著的关节不稳。Ⅰ、Ⅱ和Ⅲ度损伤常分别被称为轻、中和重度损伤。

1. 临床诊断

（1）症状体征：前交叉韧带损伤多由过伸暴力所致，外伤时患者可感觉膝关节内有撕裂声，随即膝关节疼痛无力，关节迅速肿胀，活动受限。可见关节周围皮下瘀斑。检查可见膝前抽屉试验阳性（少数患者因急性损伤疼痛，股四头肌保护性痉挛，前抽屉试验可呈阴性，麻醉下检查比较准确）。后交叉韧带损伤是在膝关节过伸状态下，胫骨上端受到了由前向后或后旋暴力的作用所致。检查可见腘窝部肿胀、压痛，后抽屉试验阳性（有时需麻醉后检查才出现阳性），胫骨结节塌陷征阳性。

（2）特殊检查：抽屉试验、前抽屉试验、后抽屉试验、Lachman 试验、胫骨结节塌陷征等阳性。

（3）X 线检查、MRI 检查、关节镜探查等证实确有交叉韧带损伤。

2. 中医分型

（1）瘀血留滞型：伤后膝关节肿胀严重，疼痛剧烈，皮下瘀斑，膝关节松弛，屈伸活动障碍。

（2）湿阻筋络型：伤后日久，反复肿胀，时轻时重，重坠酸胀，屈伸不利。

（3）筋脉失养型：伤后迁延，肿胀未消，膝部酸痛，喜揉按，肌肉萎缩，膝软无力。

一、药物外治法

（一）熏洗法

🥣处方 141

羌活 12g，独活 12g，桂枝 12g，透骨草 12g，伸筋草 12g，川椒 12g，艾叶 12g，五加皮 12g，白芷 12g，防风 12g。

【用法】取适量水将上述药物煎汁后熏洗、按摩患膝，每日 2 次，每次 30 分钟，每 2 天 1 剂。

【适应证】湿阻筋络型膝关节交叉韧带损伤。

【出处】张卫华.《腰腿痛的诊断与非手术治疗》人民军医出版社.

处方 142

川乌 10g，草乌 10g，牛膝 10g，威灵仙 10g，海桐皮 10g，桂枝 10g，伸筋草 15g，透骨草 15g，苏木 10g，姜黄 10g，乳香 10g，没药 10g，当归 10g，红花 10g，白芷 20g。

【用法】将上药混合，装入大小适当的布袋中，袋口扎紧放入盆中，加水 1500~2000ml，浸泡 2 小时，煮沸后用文火煎 5~10 分钟，将病膝置于盆上用蒸汽熏蒸，待水温下降，能为人体耐受时，将布袋挤干，置于病膝。凉后再加热。如此反复，熏洗时加强膝关节屈伸锻炼。每次持续 40~60 分钟，每天 2 次。

【适应证】湿阻筋络及瘀血留滞型膝关节交叉韧带损伤。

【注意事项】皮肤有破损等病变者，合并有精神疾病或其他系统严重疾病者禁用。

【出处】《中国矫形外科杂志》2012，20（8）：765–766.

（二）局部注射法

处方 143

当归注射液或川芎嗪注射液。

【操作】患者取仰卧位，膝关节屈曲呈 70° 角，于膝关节髌骨下缘髌韧带正中垂直进针达关节腔内，先抽出积血或积液，再注入适量当归注射液或川芎嗪注射液。每周 1 次，3 次为 1 个疗程。

【适应证】各型膝关节交叉韧带损伤。

【出处】张卫华.《腰腿痛的诊断与非手术治疗》人民军医出版社.

二、非药物外治法

（一）灸法

处方 144

膝阳关、阴陵泉、鹤顶穴、膝眼、膝周围阿是穴。

【操作】用温灸盒施灸，先将灸盒无底的一面罩在需灸部位处，然后点燃 1 寸左右长的艾条（根数依所灸部位确定）对着罩在盒下的经络和穴位，横放于盒中网上，最后盖上盒盖。每日 1 次，每次 10~20 分钟，10 次 1 个疗程。

【适应证】各型膝关节交叉韧带损伤。

【注意事项】注意温度适中，防止烫伤。

【出处】贾一江，庞国明，府强，等 .《当代中药外治临床大全》中国中医药出版社 .

（二）针刺法

处方 145

膝阳关、犊鼻、血海、阳陵泉、阴陵泉、曲泉、梁丘、足三里、阿是穴等。

【操作】穴位局部常规消毒，膝下垫一薄枕，使肢体放松，选用 30 号 1.5 寸毫针，快速直刺进针，提插捻转行针至穴周产生酸、麻、重感，留针 30 分钟，每 15 分钟行针 1 次，每日 1 次。针刺后，局部用 TDP 照射，照射时间同针刺时间，10 次为 1 个疗程。

【适应证】各型膝关节交叉韧带损伤。

【注意事项】精神紧张、过度劳累、体质虚弱者禁用。

【出处】《风湿病与关节炎》2013，2（5）：80.

（三）推拿法

处方 146

患膝。

【操作】韧带损伤后期，膝关节屈伸受限，可采用手动治疗松解粘连，恢复膝关节活动范围。

（1）患者正坐床边，助手用双手固定患肢大腿下端，医者一手由内侧握住小腿下端，另一手虎口拿住膝关节，用拇、食指捏住膝关节两侧。施术时与助手同时用力相对拔伸，并内外转动小腿，拿膝之拇、食指用力回挤。

（2）医生将患者小腿夹于两腿之间，与助手做相对拔伸。医生双拇指在上，其余手指在下，合掌拿住膝部，使膝关节逐渐尽量屈曲。

（3）将伤肢拔直，用捋顺、揉捻、散法按摩膝部。

【适应证】膝关节交叉韧带损伤后期。

【出处】张卫华.《腰腿痛的诊断与非手术治疗》人民军医出版社.

综合评按：前交叉韧带Ⅰ度损伤的治疗仅为对症治疗，可以采用保守治疗，比如中药熏洗等，还可以采用针刺、艾灸、推拿等疗法来舒经活络，患者通常在几天后可以恢复活动。Ⅱ度损伤需要支具保护，受限活动。韧带完全破裂的Ⅲ度损伤，建议手术修复。后交叉韧带损伤尽量采取非手术疗法治疗。

第十七节　髌骨软骨软化症

髌骨软骨软化症是一种非退行性骨关节疾病，病理特征是髌骨软骨面软化、碎裂、脱落、变性，是引起膝关节疼痛较常见的病因。

1. 临床诊断

初起为膝关节前钝痛、酸痛或不适，逐渐进展为膝关节的疼痛，尤其是在上下楼梯、爬坡等运动时加重，休息后疼痛可明显缓解。膝关节怕冷，可有关节弹响、打软腿症状；查体见髌骨、髌周，以及髌骨后方明显压痛，重者可出现髌骨摩擦音及跛行，膝关节伸屈活动受限，不能单腿站立。浮髌试验阳性，髌骨挤压研磨试验阳性。

2. 中医分型

（1）肝肾亏虚型：股四头肌萎缩明显，膝部酸痛乏力，劳动时症状加剧，卧则减轻。偏阴虚者，容易口干舌燥，面色潮红，骨蒸潮热，疲倦无力，虚烦易躁，难以入眠，舌质红，少苔或无苔，脉弦细数。偏阳虚者面色㿠白，形寒肢冷，神疲乏力，懒言，舌淡，脉沉细。

（2）气滞血瘀型：膝关节局部红肿热痛，拒按或痛有定处，运动时（后）疼痛加重。舌紫或有瘀斑和瘀点，脉弦紧涩。

（3）风寒湿痹型：四肢关节发凉，疼痛肿胀，膝关节酸麻沉重，屈伸不利，痛势缠绵不定，阴雨天时，疼痛可加剧，膝关节正常活动时疼痛即明显。舌淡苔白滑，脉沉紧。

（4）风湿热痹型：关节局部肿胀、痛处拒按，局部皮肤发热，在春夏湿热之际痛增，适当活动后痛减，小便短而赤。舌红，苔黄腻，脉滑数。

一、药物外治法

（一）熏洗法

处方 147

独活寄生汤：独活 20g，防风 15g，秦艽 15g，桑寄生 20g，川芎 15g，杜仲 20g，牛膝 20g，肉桂 10g，当归 15g，白芍 10g，生地 15g，丹参 15g，炙甘草 10g，淫羊藿 15g，骨碎补 15g。

【用法】以上药物加水 2000ml，浸泡 2 小时，再加水 1000ml，武火煮沸，文火煎煮半小时，过滤去渣后倒入盆中，将膝部置于盆上用布单蒙上，先熏蒸，待水变温后再洗，趁热淋洗膝关节。每次 30~40 分钟，每日 3 次，4 周为 1 个疗程。

【适应证】肝肾亏虚型髌骨软骨软化症。

【注意事项】注意药液温度，以防烫伤。

【出处】《独活寄生汤熏洗治疗髌骨软化症的疗效观察》曾健聪，2010 年。

（二）敷药法

处方 148

鸡血藤 300g，木瓜 250g，海桐皮 200g，当归 300g，乳香 300g，没药 300g，牛膝 250g，川芎 200g，独活 200g，透骨草 250g，伸筋草 250g。

【用法】以上药物制成粉末，外用时加凡士林调制，取适量外敷于患膝关节，局部绷带包扎。每周 2 次，10 次为个疗程。

【适应证】肝肾亏虚、气滞血瘀型髌骨软骨软化症。

【注意事项】敷药期间避风寒，注意休息。

【出处】《中医正骨》2007，3（12）：50–50.

⚕ 处方 149

独活、桑寄生、桂枝、麻黄、红花、赤芍、血竭、王不留行、川芎、牛膝、杜仲、续断、补骨脂、骨碎补、狗脊各 2 等份，地鳖虫、干地龙各 1 等份。

【用法】上药共研末，加入饴糖制成膏状，均匀摊在棉纸上，直接敷在患膝上。每次敷贴 3 天，3~5 次为 1 个疗程，一般 2~3 个疗程。

【适应证】肝肾亏虚、气滞血瘀型髌骨软骨软化症。

【注意事项】敷药期间避风寒，注意休息。

【出处】《中国校医》2007，21（2）：222.

二、非药物外治法

（一）灸法

⚕ 处方 150

以痛为腧。主穴：患侧内膝眼、外膝眼、鹤顶、阳陵泉、梁丘、血海、膝阳关、阴陵泉、足三里、阿是穴等。配穴：风寒湿痹型、风湿热痹型加丰隆、三阴交；肝肾阴虚型加太溪。

【操作】患者取仰卧位，伸髋，自然伸膝，穴位皮肤常规消毒。主穴：取一次性针灸针，在上述穴位依次以指切进针法进针。内、外膝眼进针方向斜向关节腔，鹤顶直刺达髌骨后缘进针约 1 寸深，以上三穴施补法得气。配穴：取 50mm 毫针，以指切进针法进针，直刺 1~1.5 寸，得气后行平补平泻手法，留针 20~30 分钟。每天 1 次，5 次为 1 个疗程。

【适应证】各型髌骨软骨软化症。

【注意事项】治疗期间避免剧烈运动，注意休息。

【出处】《四川中医》2007，25（10）：105-107.

处方 151

患肢腕踝部。

【操作】患者取仰卧位，伸髋，自然伸膝，穴位皮肤常规消毒。取 1 寸毫针于患肢按腕踝针分区的 2、3、4、5 区沿皮下平行进针，针向病所。留针 30 分钟，每天 1 次，10 次为 1 个疗程。

【适应证】各型髌骨软骨软化症。

【注意事项】治疗期间避免剧烈运动，注意休息。

【出处】《针灸临床杂志》2010，26（12）：15-16.

处方 152

患侧足三里、膝眼、鹤顶穴。

【操作】患者取仰卧位，膝关节屈曲呈 30° 角，下垫软枕。常规皮肤消毒，选取 0.3mm×50mm 毫针，从鹤顶穴进针，向髌骨后斜刺 20mm，从足三里进针向膝关节方向斜刺 40mm。施以平补平泻手法，得气后，再双手紧握针柄，针尖相对，力求针感连成直线。选取 0.4mm×75mm 毫针，从两膝眼进针，斜向对侧深刺 50mm，用平补平泻手法，使关节有酸麻感，出针时摇大孔。以上穴位均留针 30 分钟，其间行针 2 次，每次 3 分钟，均用平补平泻手法。每天 1 次，10 天为 1 个疗程，疗程间休息 3 日，再行下一个疗程。

【适应证】各型髌骨软骨软化症。

【注意事项】治疗期间避免剧烈运动，注意休息。

【出处】《中华中医药学刊》2012，30（5）：111-112.

（二）综合疗法

处方 153

髌骨上极，内膝眼，外膝眼，髌骨内、外侧缘和髌前皮下囊明显压痛点。

【操作】患者取仰卧位，屈髋屈膝，两足平放于床边，选取髌骨上极，内侧膝眼，外侧膝眼，髌骨内、外侧缘和髌前皮下囊明显压痛点，做标记后消毒，选用 I 型 4 号针刀，沿身体纵轴方向垂直进针，经皮下至病变组织，行切开剥离松解 2~3 刀；出刀后止血，用敷料覆盖包扎。每周 1 次，配合手法治疗（患者取仰卧位，患肢伸直于床边，术者拇指和其他四指抓握住髌骨，沿身体纵轴用力滑动髌骨，接着一手握住患肢踝关节，嘱患者做屈膝屈髋动作，另一手抵住髌骨抗股四头肌收缩，然后嘱患者伸直下肢，同时拇指用力向下挤推髌骨；若膝关节屈伸功能障碍者，可采用极度屈伸膝关节的镇定方法，在极限位置停留 10 秒左右，每日 1 次，每次约 2 分钟）。

【**适应证**】各型髌骨软骨软化症。

【**注意事项**】施术部位保持清洁干燥，避免伤口感染，治疗期间避免剧烈运动，注意休息。

【**出处**】《湖南中医杂志》2016，32（10）：110–112.

（三）推拿法

⚕ 处方 154

详见【操作】。

【**操作**】

（1）患者取仰卧位，术者依次应用按揉法、拿法松解股直肌、股中间肌及股外侧肌，分别松解患者腹部、髂窝部及小转子部、腰大肌。

（2）患者取仰卧位，屈髋屈膝，术者一手拇指压其膝关节内侧面，一手握住踝部，使小腿外旋至极限再内旋，伸展髋、膝关节。反复 5 次。

（3）患者取坐位，屈膝 90°，术者拇指按压其髌骨内上方处的股内侧肌，使患肢在 160°~180° 之间做屈、伸膝关节运动。反复 5 次，强化股内侧肌。

以上治疗隔日 1 次，每次 30 分钟。

【**适应证**】各型髌骨软骨软化症。

【**注意事项**】治疗期间避免剧烈运动，注意休息。

【**出处**】《辨构论治理论指导下的髌骨调衡法治疗髌骨软骨软化症的临床研究》李中旭，2019 年。

综合评按： 髌骨软骨软化症是膝关节疾病中较为常见的一种病症，其对于患者的生活与工作均会产生不同程度的负面影响。根据临床观察，该病的发病年龄呈年轻化趋势，故寻找一种安全、简便、有效的治疗方法显得尤为重要。当前的治疗手段主要以手术治疗和非手术治疗为主，早期症状较轻的患者及术后患者康复主要是避免引起疼痛的各种活动，如剧烈运动、过度屈膝、下蹲和下跪等，尽量以休息为主。根据患者的不同情况，选择不同的治疗方法，但总体上以解除或减轻患者疼痛，改善关节功能，提高生活质量为原则。在应用中医外治法治疗髌骨软骨软化症时，需在整体考虑与把握的基础，根据患者自身情况，制定个性化的治疗方案。中医外治法在治疗该病时主要有中药外敷、熏洗、针灸、推拿、针刀疗法等，其中中药外敷、熏洗及推拿疗法直接作用于患处，且操作简单、疗效佳同时极具中医特色，在临床上易为患者所接受；针灸及针刀疗法虽为中医外治法中的有创疗法，但因其疗效立竿见影且较之手术治疗也具有明显效佳、价廉的特点和优势，在临床上也被广泛应用。

第十八节　踝关节扭伤

踝关节扭伤多因踝关节受暴力忽然内翻、内旋引起，为一种常见的急性扭伤。主要表现为踝部发红、灼热、肿胀、疼痛、局部压痛，伴皮肤瘀斑、活动受限。轻者有自愈的可能，重者常出现肿痛、功能障碍、跛行，治疗不当会形成久治不愈的陈旧性损伤或继发性关节炎，故宜及时给予治疗，不可等闲视之。

1. 临床诊断

（1）急性踝关节受伤史。

（2）受伤部位疼痛肿胀，甚至不能站立行走。

（3）受伤部位明显压痛；作踝关节内翻或外翻实验时，疼痛加剧。

（4）辅助检查：X 线片示踝关节未见骨折、脱位。

2. 中医分型

（1）血瘀气滞证：损伤早期，踝关节疼痛，活动时加剧，局部明显肿胀及皮下瘀斑，关节活动受限。舌红，边有瘀点，脉弦。

（2）筋脉失养型：损伤后期，关节持续隐痛，轻度肿胀，或可触及硬结，步行欠力。舌淡，苔白，脉弦细。

一、药物外治法

（一）敷药法

处方 155

大黄 50g，透骨草 50g，当归 30g，骨碎补 30g，山栀子 30g，乳香 20g，血竭 20g，桃仁 20g，红花 20g，赤芍 20g，延胡索 20g，田七 10g。

【用法】将上药碾为极细末，储瓶备用。先将患处局部洗净擦干，取药粉少许加酒或醋适量，调成糊状，敷于患处，再以绷带包扎固定。每天换药 1 次，3 天为 1 个疗程，直至肿胀疼痛消失，活动自如。

【适应证】血瘀气滞型踝关节扭伤。

【注意事项】治疗期间应避免负重并减少走动。

【出处】开封市中医院经验方。

（二）熏洗法

处方 156

伸筋草 30g，透骨草 30g，五加皮 20g，冬瓜皮 30g，木瓜 20g，红花 20g，川椒 15g，甘遂 15g，芫花 15g，乳香 20g，没药 20g。

【用法】将上药加水 2000~3500ml 浸泡 30 分钟后武火煮沸，再用文火煎 10~15 分钟后倒入盆中，将踝关节放在盆上熏蒸，待水温下降后将踝关节没入药液中浸泡 30~40 分钟，当日药液可加热后重复使用 2~3 次，7 天为 1 个疗程。

【适应证】血瘀气滞型踝关节扭伤后 24 小时。

【出处】《中医临床研究》2011，3（11）：58.

（三）发疱法

处方 157

威灵仙 200g，乌头 200g，斑蝥 200g（去头、足及翅），马钱子 100g，细辛 200g，白芥子 200g，天南星 200g。

【用法】上药均碾磨成细粉末过筛，分别用广口瓶密封分装备用，另外用薄荷、冰片、紫草适量制成油剂，供外涂使用。取上述发疱药物各5~10g，加少量生姜汁、大蒜泥（蒜以紫皮为佳）、蜂蜜调和成糊状备用。药物贴敷方法：取一块 8cm×7cm 舒适妥胶布，中间剪一小洞，直径 1~1.5cm，贴在压痛或酸痛最明显处，在小洞内涂少量发疱膏，再用 15cm×14cm 舒适妥胶布覆盖固定，4~6 小时揭去覆盖的胶布，清除发疱药膏，外涂自制油剂。局部皮肤出现似小洞大小水疱，过 2~3 天后予 5% 碘伏消毒，再用无菌注射器抽出疱内液体，然后用无菌纱布覆盖固定，注意保持水疱壁完整。10~15 天治疗 1 次，共 2 次，如有 2 处疼痛可同时进行。

【适应证】筋脉失养型踝关节扭伤引起的肿痛。

【注意事项】治疗期间患处勿沾水，避免感染及再度损伤。

【出处】《护理研究》2010，24（2）：144.

二、非药物外治法

（一）针刺法

处方 158

解溪、商丘、中封、丘墟、昆仑、太溪、阿是穴。

【操作】患者取仰卧位，常规消毒皮肤，选用 1 寸毫针针刺，进针得气后，留针 30 分钟，针用泻法。7 天为 1 个疗程。

【适应证】血瘀气滞型踝关节扭伤。

【出处】《中医临床研究》2011，3（11）：58.

（二）推拿法

处方 159

详见【操作】。

【操作】

（1）理筋整复手法：患者取仰卧位，伸直患肢，踝关节下方垫软枕。医者坐于患者对面，一手托足跟，另一手握足背，在拔伸下做踝关节的屈伸活动，轻轻归合，使筋回槽。医者如感觉复位不理想，可重复 1 次。

（2）活血散瘀手法：患者取仰卧位，医者位其患侧，先以红花油或活络油涂擦患侧踝部，再以拇指或大鱼际按揉局部以放松整个踝关节，然后用拇指按揉踝部。先从患部到周围，接着自外踝经小腿外侧至阳陵泉，按揉数遍，点按解溪、昆仑、丘墟、绝骨、阳陵泉穴，以有酸胀感为度，继则以一指禅推法推患处阿是穴，从局部向周围扩展。最后于踝关节处用小鱼际擦法、大鱼际揉法操作，直至皮肤发热。

（3）滑利关节手法：医者一手托起足跟以固定，另一手握住足趾部，在稍用力拔伸的情况下，根据患处内、外翻的情况，采用渐进性拔伸牵引以加大关节间隙。再做踝关节的环转摇动，幅度由大到小，左右各摇数次。同时推、扳足前背部，做踝关节扳法，一手握足跟，另一手握足跗部，进行内翻或外翻扳动。

以上操作每天 1 次，5 天为 1 个疗程。理筋整复手法仅在第 1 次治疗时使用。

【注意事项】扭伤初期应立即停止运动，进行冷敷以收缩局部血管，减轻出血及水肿，24 小时后再行手法治疗。手法治疗以理筋整复、活血散瘀和滑利关节为治疗原则。

【适应证】踝关节扭伤后 24 小时。

【出处】《中医外治杂志》2009，18（1）：18.

（三）拔罐法

处方 160

阿是穴。

【操作】患处消毒，予以三棱针散状点刺后拔火罐，留罐 1~2 分钟，起罐后再消毒。10 次为 1 个疗程，疗程间休息 2 天。

【适应证】血瘀气滞型踝关节扭伤引起的肿痛。

【出处】《吉林中医药》2003，23（1）：36.

（四）综合疗法

处方 161

双手踝关节穴（食指第一掌指关节桡侧赤白肉际处）。

【操作】取穴消毒后，用 28 号 1 寸毫针取双手踝关节穴，以 30° 角快速进针，针尖达掌指关节掌侧横纹处或稍过为宜。行捻转手法，至局部酸胀或微痛，以患者能耐受为度。每 5 分钟行针 1 次，并配合以下运动，以促使针感下达患处。

（1）伸屈活动：针刺得气后，指导患者行踝关节跖屈、背伸活动、关节活动度以达到痛点但不超过痛点为度，行针 2~3 次，并在患者疼痛耐受范围内逐渐加大踝关节伸屈度。

（2）站立平衡运动：患者踝关节伸屈运动有所改善后，指导其行站立平衡运动。患者站立位，先将重心落在健侧肢体上，双足间距与肩同宽，指导患者行重心转移训练。在重心由健侧移到患侧过程中，同样以达到痛点但不超过痛点为度，行针 2~3 次，至重心完全或大部分转移到患侧肢体。

（3）步行运动：当患者重心完全或大部分转移到患侧肢体后，指导其在诊室或走廊内行走，行针 2~3 次，至患者行走时无疼痛或疼痛明显减轻。

（4）患者经以上处理后拔针，患侧踝关节给予"8"字绷带固定，避免剧烈运动。

隔日治疗 1 次，5 次为 1 个疗程。

【适应证】筋脉失养型踝关节扭伤。

【出处】《广西中医药》2006，29（6）：27–28.

综合评按：踝关节扭伤是一种最常见的运动损伤。由于踝关节是人体运动的重要枢纽及承重关节，因此其状态的好坏直接影响人们的生活和运动质量。急性期的初次损伤患者，如果损伤没有累及韧带组织，只要能在专科医生的指导下接受正规的保守治疗，多能取得满意的疗效。

第十九节　骨质疏松综合征

骨质疏松综合征是由于骨量减少所导致的骨骼微细结构发生破坏，骨强度降低、骨骼脆弱而易发生骨折的骨骼系统疾病。疼痛是骨质疏松最常见的症状。骨质疏松疼痛时无关节红肿、积液，四肢关节活动均正常。骨质疏松最大的危害在于骨折，当有骨质疏松性骨折发生时，患者表现为急性疼痛，并且可能有局部肿痛等症状出现，但在此之前有一个很长的临床前期，其间最突出的表现就是骨痛，包括腰背及四肢关节酸痛、乏力等，患者往往因此来就诊，医生也往往因此诊察出骨质疏松。因此，若较长时期出现腰背及四肢关节酸痛、乏力，且疼痛沿脊柱向两侧扩散，仰卧或坐位时疼痛减轻，直立时后伸或久立、久坐时疼痛加剧，日间疼痛轻，夜间和清晨醒来时加重，弯腰、肌肉运动、咳嗽、大便用力时加重，患者应想到骨质疏松的可能，并尽快到医院确诊，及时止痛，并采取针对性的防治措施。

1. 临床诊断

基于双能 X 线吸收测定法（DXA）测定，骨密度值低于同性别、同种族正常成人的骨峰值不足一个标准差属正常；降低 1~2.5 个标准差为骨量低下（骨量减少）；降低程度 ≥ 2.5 个标准差为骨质疏松；骨密度降低程度符合骨质疏松诊断标准同时伴有一处或多次骨折时为严重骨质疏松；或发生过脆性骨折亦可诊断为骨质疏松。

2. 中医分型

（1）肾精不足型：周身骨痛，骨骼变形，腰膝酸软，筋脉拘急，消瘦憔悴，步履蹒跚，反应迟钝，成人表现为早衰，出现发落齿摇，阳痿遗精，耳鸣耳聋，健忘等症状；小儿则出现生长发育迟缓，身材矮小，智力低下，五迟五软，易惊盗汗或抽搐。舌体瘦小光红，脉细弱。

（2）脾肾气虚型：腰背四肢关节疼痛，四肢无力，肌肉衰萎，昼轻夜重，骨骼变形，活动不利，面色白，口淡、自汗，面浮肢肿，夜尿增多，少气懒言，肠鸣腹痛，便溏或五更泄泻。舌淡胖嫩苔白或水滑，脉弦沉无力或迟细。

一、药物外治法

（一）熏蒸法

处方 162

伸筋草 10g，海桐皮 10g，秦艽 10g，独活 10g，生当归 10g，钩藤 10g，乳香 6g，没药 6g，红花 6g，延胡索 20g，细辛 3g，车前子 20g，生薏苡仁 20g，艾叶 6g。

【用法】将上述中药用药袋装好放入中药熏蒸仪中，加水 2L，启动熏蒸仪，预热药液后加入 100g 陈醋和 5g 食盐，暴露患者腰背部疼痛部位进行熏蒸。每次 30 分钟，每日 1 次，1 个月为 1 个疗程，连续治疗 3 个疗程。

【适应证】各型骨质疏松综合征引起的疼痛。

【出处】《浙江创伤外科》2016，21（5）：846.

（二）隔药灸

处方 163

用药：淫羊藿、补骨脂、肉苁蓉、丹参、川芎、黄芪、白术。

取穴：神阙。

【操作】上药用超微破壁机粉碎，加入醋调和均匀，取适量置于患者神阙穴，轻按压填满并略高出皮肤 1mm，向脐周推开成薄饼状，将艾绒搓成 1cm×1cm 的圆锥形小体置于中药饼，连续施灸 10 壮，以脐部皮肤稍稍发红为度。灸后用医用胶布封脐，3~4 天后自行揭下并用温水清洗，每周 1 次。

【适应证】各型绝经后骨质疏松症引起的疼痛。

【注意事项】艾灸过程中以患者的耐受为度，防止烫伤脐部皮肤。

【出处】《河南中医》2018，38（2）：302.

二、非药物外治法

（一）针刺法

处方 164

脾俞、肾俞、肝俞、足三里、命门、太溪、大杼、关元、绝骨、阳陵泉。

【操作】根据病痛部位，每次选 3~4 个主穴，2 个配穴，用 1.5 寸毫针快速进针，缓慢捻转得气后，将 3cm 长的艾段点燃套在主穴针柄上。每日 1 次，7 次为 1 个疗程，休息 2 天进行下 1 个疗程，最多治疗 5 个疗程。

【适应证】各型绝经后骨质疏松症引起的疼痛。

【注意事项】艾段下方垫薄纸皮，以防烫伤。

【出处】《实用中医药杂志》2005，21（1）：28.

处方 165

主穴：中脘、气海、关元；配穴：滑肉门（双侧）、外陵（双侧）、大横（双侧）。

【操作】穴位局部常规消毒后，中脘、关元深刺，滑肉门、气海、外陵、大横中刺。留针 30 分钟，其间行针导气 1 次。选穴加减：肾虚明显者，加双气穴（中刺）；腰部疼痛明显者，加天枢（患侧中刺）；胸部疼痛明显者，加水分、水分旁（患侧中刺）。

【适应证】各型原发性骨质疏松症引起的疼痛。

【出处】《广东医学》2015，36（6）：953-955.

（二）灸法

处方 166

大杼、膈俞、肝俞、肾俞、脾俞、命门、足三里、阳陵泉、太溪、关元俞。

【操作】每次酌情选 3 个主穴，将艾条的一端点燃对准穴位处，距离皮肤 1 寸左右，以患者能耐受为度。当患者有舒适感或灸感时，保持温热感，这种温热或酸胀等复合感觉可在周围或向远部扩散时，即固定位置。温和灸时间为 15 分钟，每日 1 次，治疗总时间为 3 个月。

【适应证】各型骨质疏松综合征引起的疼痛。

【出处】《中国康复医学杂志》2012，27（10）：971.

（三）推拿法

处方 167

督脉、膀胱经及腰背部肌肉。

【操作】

（1）患者取俯卧位，宽衣，袒露腰背部，先在肾俞穴处轻揉 1 分钟，然后用掌推法推拿 10 分钟，放松腰背部肌肉。

（2）医者两手交叉，指尖在上，用双掌根对挤对按、交替揉，左右慢拨两侧腰背部 5 分钟。

（3）按压经穴，取肾俞、志室、膈俞、腰阳关、太溪、涌泉等穴，各按压 1 分钟。

（4）双手掌放于背部，大拇指腹从督脉向膀胱经推，自上向下推 5 分钟。

（5）双手掌擦膈俞、肾俞、八髎各 5 分钟，以热透胸腹部。

每日 1 次，15 次为 1 个疗程。

【**适应证**】各型骨质疏松综合征引起的疼痛。

【**注意事项**】手法宜轻柔，缓和持久，切忌用力过猛。

【**出处**】《江西中医药》2005，36（270）：31.

（四）穴位埋线法

🥣**处方 168**

双侧肾俞、脾俞、足三里、绝骨、大杼、太溪。

【**操作**】室内紫外线消毒，注意无菌操作，术者戴口罩、帽子、无菌手套，选取处方中的穴位，每穴用碘伏消毒 3 次，埋线针针芯后退，将剪好的羊肠线用镊子置于埋线针前端，迅速刺入穴位，深度约 2cm，边退针边推动针芯，确保羊肠线不露出穴位，出针。每半个月治疗 1 次，共埋线 6 次。

【**适应证**】各型绝经后骨质疏松症。

【**出处**】《中国民间疗法》2016，24（12）：25.

综合评按：上述方法虽然可以缓解疼痛，阻止骨质疏松继续发展，但它们均无法使疏松的骨骼恢复正常骨量，已被压缩的脊柱椎体亦无法恢复原状。因此，本病应以预防为主，中年以后，尤其是绝经后妇女，适当补充钙剂，增加户外活动和日照时间，加强体育锻炼，均有助于减少骨量丢失。还要养成健康的生活习惯，例如保持正常饮食和作息习惯，避免烟酒过度和熬夜，适当补充蛋白质、钙盐，以及各种维生素尤其是维生素 C、维生素 D。此外，要重视居家安全，避免摔跤跌倒。

第二十节　痛风性关节炎

痛风性关节炎是由于嘌呤代谢紊乱或尿酸排泄失场引起的以血尿酸升

高，并伴有结缔组织内尿酸钠结晶沉积为特征的一种疾病。疾病急性发作时疼痛多较为剧烈，如刀割样，活动受限，患者较为痛苦。本病多发于中老年男性及绝经后妇女，有一定的遗传倾向，饮食条件优越者更易患病。随着社会的发展，生活水平的整体提高，痛风性关节炎的发病率呈逐年上升趋势。中医学中亦有"痛风"之名。

1. 临床诊断

（1）多以多个趾、指关节卒然红肿疼痛，逐渐疼痛剧如虎咬，昼轻夜甚，反复发作。可伴发热、头痛等症。

（2）多见于中老年男性，可有痛风家族史。常因劳累、暴饮暴食、食用高嘌呤食品、饮酒及外感风寒等诱发。

（3）初起可单关节发病，以第一跖趾关节多见。继则足踝、足跟、手指和其他小关节出现红肿热痛，甚则关节腔可有渗液。反复发作后，可伴有关节四周及耳郭、耳轮及趾、指骨间出现块瘰（痛风石）。

2. 中医分型

（1）风寒湿痹型：肢体、关节疼痛，或呈游走性疼痛，或痛处不移，或肢体关节重着肿痛，肌肉麻木，于阴雨天加重。舌苔薄白，脉弦紧或濡缓。

（2）风湿热痹型：关节红肿热痛，痛不可触，得冷则舒，病势较急，伴发热，口渴，烦躁不安，汗出不解。舌红，苔黄，脉滑数。

（3）肝肾亏虚型：久痹不愈，反复发作，或呈游走性疼痛，或呈酸楚重着，甚则关节变形，活动不利，痹着不仁，腰脊酸痛，伴神疲乏力，气短自汗，面色无华。舌淡，脉细或细弱。

（4）热毒炽盛型：足趾关节的皮肤发红、肿胀、局部灼热，行走艰难，疼痛剧烈如虎之啮，昼轻夜重，伴烦渴汗出。舌质红，苔黄燥，脉数。

（5）湿毒内酿型：足趾或其他关节以肿胀为主，或有关节积液，疼痛难忍，不分昼夜，隐隐作痛，局部灼热，骨节重着。舌质红，苔黄腻，脉滑数。

一、药物外治法

（一）离子导入法

处方 169

当归 30g，川芎 10g，熟地 5g，红花 15g，乳香 15g，没药 15g，牛膝 15g，伸筋草 30g，血竭 2g，甘草 10g。

【用法】取上药，用 95% 乙醇 1000ml 浸泡 1 个月左右备用。取与中药离子导入仪电极板大小的纱布蘸取适量药酒接阳极与阴极，置于患处，并压上沙袋进行中药导入。每日 1 次，每次治疗 20~30 分钟，10 日为 1 个疗程。

【适应证】痛风急性发作期。

【注意事项】治疗前后注意检查皮肤，同时确认患者感觉是否正常，是否有过敏反应。

【出处】阎小萍，张炟，张炟搏，等.《常见风湿病及相关骨科疾病中西医结合诊治》人民卫生出版社.

（二）敷药法

处方 170

大黄、苍术、黄柏、牛膝、忍冬藤各 30g。

【用法】将诸药研成细粉后，制成清消止痛散，敷于患处，每天换药 1 次，1 周为 1 个疗程。

【适应证】风湿热痹型、热毒炽盛型、湿毒内酿型痛风性关节炎。

【注意事项】如出现皮肤过敏，应立即洗去敷料，并停止治疗。

【出处】于天源，孟丽华.《中医外治技术》中国中医药出版社.

处方 171

三黄散（大黄、黄芩、黄柏按 3∶2∶2 的比例粉碎研末，制成粉剂）。

【用法】外敷患处，每日换药 1 次，1 周为 1 个疗程。

【适应证】风湿热痹型、热毒炽盛型、湿毒内酿型痛风性关节炎。

【注意事项】如出现皮肤过敏，应立即洗去敷料，并停止治疗。

【出处】《风湿病与关节炎》2017，6（8）：72-75.

（三）熏洗法

处方 172

黄柏、牛膝、透骨草、桑枝、知母、桂枝、络石藤、穿山龙各 15g，苍术、生薏苡仁、忍冬藤、白芍各 30g。

【用法】上药水煎，兑入适量水，足浴外洗，每次 30 分钟。每日 1 次，10 天为 1 个疗程。

【适应证】风寒湿痹型、肝肾亏虚型、湿毒内酿型痛风性关节炎。

【出处】《风湿病与关节炎》2017，6（8）：72-75.

二、非药物外治法

（一）针刺法

处方 173

病变在下肢：肾俞、三阴交，配以太溪、大敦、太冲、足三里、丘墟、足临泣；病变在上肢：小肠俞、曲池，配以合谷、后溪。

【操作】进针前穴位皮肤用碘酒消毒，再用 75% 乙醇脱碘消毒；采用指切或夹持进针法，垂直于皮肤进针，针刺深度按部位不同在 10~25mm 范围内，捻转得气（局部有酸、胀、重、麻感）后留针。急性期用泻法，恢复期用平补平泻法。留针 30 分钟，每隔 5 分钟行针 1 次。视病情轻重缓急，每日或隔日 1 次，7~10 次为 1 个疗程，每个疗程之间间隔 3~5 日。

【适应证】各型痛风性关节炎。

【注意事项】避免晕针、断针；治疗期间避风寒，畅情志，勿劳累，清淡饮食。

【出处】于天源，孟丽华.《中医外治技术》中国中医药出版社.

处方 174

主穴：行间、太冲、内庭、陷谷。

配穴：丘墟、大都、太白、血海、膈俞、丰隆、脾俞、太溪、三阴交。

【操作】足部腧穴用粗火针，踝关节以上腧穴用细火针。患者取直立位或坐位，双足垂地，穴位常规消毒，将火针烧至通红甚至白亮，对准穴位疾刺疾出，深度为 0.2~0.5 寸。每穴点刺 1~3 次，足部穴位以出血为度，每次出血量控制在 5ml 左右，3~4 天一次。

【适应证】各型痛风性关节炎。

【注意事项】针刺后保持针孔清洁，48 小时勿沾水，避免伤口感染。

【出处】《风湿病与关节炎》2017，6（8）：72-75.

（二）综合疗法

处方 175

上肢痛风取曲池、外关、阿是穴，下肢痛风取丰隆、冲阳、阿是穴。

【操作】针刺取针后，选用适宜罐型，拔罐 3~5 分钟。取罐后于阿是穴（根据病变范围不同）施用回旋灸 5~10 分钟，以皮肤红晕、患者耐受为度。每日治疗 1 次，10 天为 1 个疗程，每个疗程后休息 1~2 天，连续治疗 3 个疗程。

【适应证】风寒湿痹型、肝肾亏虚型痛风性关节炎。

【出处】《风湿病与关节炎》2017，6（8）：72-75.

（三）拔罐法

处方 176

受累关节局部阿是穴。

【操作】局部皮肤常规消毒后，以采血针将患部鲜红或暗红的瘀络刺破，然后用火罐拔出瘀血 5~10ml，每周治疗 2 次。

【适应证】风寒湿痹型、风湿热痹型、热毒炽盛型、湿毒内酿型痛风性关节炎。

【注意事项】避免伤口感染。

【出处】于天源，孟丽华.《中医外治技术》中国中医药出版社.

（四）针刀疗法

处方 177

阿是穴。

【操作】找出最明显的压痛点 2~3 穴位，常规消毒后，针刀口线和纵轴垂直，针感强烈时松解 3~4 次即可出针刀。隔 5~7 天后可做第二次。

【适应证】风湿热痹型、风寒湿痹型、热毒炽盛型、湿毒内酿型痛风性关节炎。

【注意事项】进针刀时不宜过快、过猛、过深，应熟练掌握局部解剖知识，根据患者局部肌肉丰厚程度合理掌握针刀深浅，以免损伤神经及大血管。

【出处】开封市中医院经验疗法。

（五）推拿疗法

处方 178

详见【操作】。

【操作】患者取舒适体位。取患侧关节，先进行按揉放松手法 3~5 分钟，后于关节处阿是穴及经穴进行点压 3~5 分钟，再进行摩擦法 3~5 分钟，可重复 1~2 次，每日早晚各 1 次。

【适应证】风寒湿痹型、风湿热痹型痛风性关节炎。

【注意事项】推拿手法宜轻柔和缓。

【出处】《风湿病与关节炎》2017，6（8）：72–75.

综合评按：痛风引起的关节疼痛，会给患者带来很大的痛苦，西医多应用秋水仙碱、保大松、吲哚美辛及激素类药物控制其急性发作，不可避免地会引起一系列毒副作用，如胃肠道反应、白细胞减少、向心性肥胖等。中医外治法不仅副作用小，疗效可靠，而且简便易行，临床上只要根据病情，选择适当的外治方法，对于控制发作，缓解症状是十分有效的。然而中医外治法也有其不足之处，例如放血疗法的血量控制，针刺疗法的感染风险，中药外敷的皮肤过敏反应等。如果辨证或者选穴不准确，可能会出现一定的风险。

第二十一节　风湿性关节炎

风湿性关节炎是一种常见的急性或慢性结缔组织炎症，可反复发作并累及心脏，属变态反应性疾病，是风湿热的主要表现之一，多以急性发热及关节疼痛起病，临床表现以关节和肌肉游走性酸楚、重着、疼痛为特征。风湿性关节炎的关节症状受气候变化影响较大，常在天气转冷或下雨前出现关节痛，急性期过后不遗留关节变形，这些与类风湿关节炎不同。

1. 临床诊断

（1）病史：病前多有溶血性链球菌感染史。

（2）症状：四肢大关节（腕、肘、肩、踝、膝、髋）游走性窜痛或肿痛。

（3）体征：受累关节红、肿、热、痛或热痛、活动受限，部分病例可兼有低热、环形或结节性红斑，以及心脏病变等。

（4）实验室检查：活动期血沉一般多增快，非活动期多正常。ASO 阳性（在 1∶600 单位以上），有的白细胞增多。如 ASO 阴性（在 1∶400 单位以下），必须有环形红斑或结节性红斑，否则不能诊断为风湿性关节炎。

（5）X 线检查：受累关节仅见软组织肿胀，无骨质改变。

2. 中医分型

（1）风胜行痹型：关节酸痛，游走不定，屈伸不利，或有恶风寒发热。苔薄，脉浮。

（2）寒胜痛痹型：关节疼痛较剧，痛有定处，关节屈伸不利，痛处皮肤不红、不热，得热则舒，遇寒加剧。舌苔白，脉弦紧。

（3）湿胜着痹型：肌肤麻木，肢体疼痛沉重，痛处固定不移，活动不便。舌苔白腻，脉濡缓。

（4）风湿热痹型：关节红肿疼痛，得冷稍舒，痛不可触，或发热恶风，口渴，烦闷不安。苔黄，脉数。

一、药物外治法

（一）敷药法

🦪**处方 179**

蜈蚣 5g，乌梢蛇 10g，全蝎 5g，僵蚕 10g，地龙 10g，蜂房（炒黄）10g，冰片 3g，细辛 10g，牛膝 10g，乳香 10g，制马钱子 10g，白及 20g，三七 5g，大黄 10g。

【用法】上药共为细末（最后加冰片药粉），拌匀，装瓶封固备用。一般早期急性炎症活动期用以上药粉加陈醋适量，调为糊状外涂于患关节处，每日 1 次。若慢性、稳定期用生姜 30g，鲜葱白带须 30g，共捣为泥，混合上药粉，加适量黄酒调匀为糊膏状，外敷于关节患处加绷带固定，3 日换药 1 次。

【适应证】各型风湿性关节炎。

【出处】于天源，孟丽华.《中医外治技术》中国中医药出版社.

（二）贴敷法

🦪**处方 180**

生川乌 60g，生草乌 60g，生南星 60g，生白芥子 10g，生半夏 60g。

【用法】三伏天时，将上药共研为细粉，加入白醋、姜汁和匀。涂好后外敷患处，10 天 1 次。每次 2~12 小时。

【适应证】风胜行痹型、寒胜痛痹型、湿胜着痹型风湿性关节炎。

【注意事项】此药毒性较大，只可外用，不可内服；外敷后皮肤很可能过敏，可隔纱布外敷。

【出处】于天源，孟丽华.《中医外治技术》中国中医药出版社.

（三）熏洗法

🦪**处方 181**

制川乌 15g，制草乌 15g，乌梢蛇 1 条，全蝎 5g，蜈蚣 2 条，威灵仙 20g，海风藤 20g，伸筋草 20g，透骨草 20g，羌活 15g，独活 15g，防己 15g，地龙 15g，鸡血藤 25g。

【用法】上药水煎，兑入适量水，足浴外洗。每次 30 分钟，每日 1 次，10 日为 1 个疗程。

【适应证】各型风湿性关节炎。

【注意事项】浴后注意避风寒。

【出处】于天源，孟丽华.《中医外治技术》中国中医药出版社.

（四）穴位注射法

处方 182

维生素 B$_{12}$ 2ml，利多卡因 3ml，氯化钠注射液 5ml。

【操作】用注射器抽取上药，选关节周围阿是穴，每次选用 3~4 个穴位，皮肤局部消毒后将注射器刺入穴位，回抽未见回血后每穴缓缓注入药液。7 次为 1 个疗程，每日 1 次。

【适应证】各型风湿性关节炎急性期。

【出处】开封市中医院经验疗法。

二、非药物外治法

（一）针刺法

处方 183

主穴：足三里、命门、大椎、合谷。

配穴：根据发病部位选择周围相应的穴位。上肢：肩关节疼痛者加肩贞、肩髃、臂臑等；肘关节疼痛者加天井、曲池、手三里等。下肢：膝关节疼痛者加血海、阳陵泉、内外膝眼等；踝关节疼痛者加丘墟、昆仑、悬钟等。

【操作】对选取的穴位进行消毒，选用 28 号 40mm 毫针快速直刺入皮肤，再施补泻手法，将针进至 1 寸左右深度，以针刺深度不超过 1 寸为宜，待得气后让患者静卧并留针 30 分钟，出针后以无菌棉球按压针孔。15 天为 1 个疗程。若患者风寒偏盛则宜补平泻，以泻法为主；若患者湿邪偏盛并伴有气虚血亏，病情反复发作不愈者，以平补平泻针法治疗，且先泻后补。

【适应证】各型风湿性关节炎。

【出处】《中医学报》2014，29（9）：1387–1388.

处方 184

按分型取穴：风痹取膈俞、血海、大椎；寒痹取肾俞、关元、风门；湿痹取足三里、大椎、膈俞、脾俞。

按病变部位取穴：肘部取曲池、天井、合谷、尺泽、外关；踝部取申脉、照海、丘墟、解溪、昆仑。

【操作】局部常规消毒，选用 30 号毫针，针刺得气后，每个部位可选取 3 个左右的穴位施温针灸，留针 30 分钟，可更换 3 次左右的艾绒。隔日 1 次，10 次为 1 个疗程，施针 2 个疗程。每个疗程之间休息 2 天左右。

【适应证】风胜行痹型、寒胜痛痹型、湿胜着痹型风湿性关节炎。

【注意事项】应及时询问患者感受，避免烫伤。

【出处】《中医临床研究》2014，6（11）：51.

（二）灸法

处方 185

主穴：足三里、命门、大椎、合谷。

配穴：根据发病部位来选择周围相应的穴位。肩部：肩髃、天宗、肩贞、肩髎、臂臑；肘部：曲池、天井、尺泽、手三里、小海、合谷；膝部：内膝眼、外膝眼、足三里、阳陵泉、委中、梁丘、血海；踝部：昆仑、太溪、解溪、丘墟。

【操作】取生姜一块，宜选新鲜老姜，沿生姜纤维纵向切取，切成厚 0.2~0.5cm 的姜片，治疗时姜片的大小可根据穴区部位和选用艾炷的大小而定，艾条长度为 0.5~1cm，中间用三棱针穿刺数孔。施灸时，将其放在穴区，置大或中等艾炷放于其上并点燃。待患者有局部灼痛感时，略微提起姜片，或更换艾炷再灸。一般情况下每次灸 5~10 壮，以局部皮肤潮红为度，防止皮肤灼伤起疱，每日 1 次，15 天为 1 个疗程。若患者为风寒湿痹型或气虚血亏型则灸 2~3 壮为宜；若患者为风热型则灸 1~2 壮为宜。

【适应证】各型风湿性关节炎。

【出处】《中医学报》2014，29（9）：1387–1388.

（三）针刀疗法

处方 186

阿是穴。

【操作】找出最明显的压痛点 2~3 个，常规消毒后，针刀刀口线和纵轴垂直，针感强烈时松解 3~4 次即可出针刀，隔 5~7 天后可做第二次。

【适应证】各型风湿性关节炎。

【注意事项】进针刀时不宜过快、过猛、过深，应熟练掌握局部解剖知识，根据患者局部肌肉丰厚程度合理掌握进针深浅，以免损伤神经及大血管。

【出处】朱汉章.《小针刀疗法》中国中医药出版社.

综合评按：针对风湿性关节炎的治疗目前除了传统的药物治疗外，物理治疗、外科治疗、饮食治疗等非药物治疗手段，也可以达到控制炎症，缓解症状的目的。与传统的药物治疗相比，中医外治法在缓解症状，促进功能恢复方面有其独到之处。针刀等外治疗法是中医理论与现代科技的高度结合，直接作用于患处，使经络疏通，气血畅通，可减轻关节疼痛、肿胀，能明显减轻滑膜炎症渗出，促进吸收。中药外治还可有针对性地选择用药，直接治疗病变关节，改善局部血液流变学和抗自由基损伤，并对人体免疫功能和内分泌功能具有双向调节作用。临床可根据具体情况，选用适宜的外治法并配合药物内服，取长补短，从各方面控制患者的关节病变，从而达到最佳的治疗效果。

《当代中医外治临床丛书》
参编单位

（排名不分先后）

总主编单位

河南大学中医药研究院　　　　　　　中华中医药学会慢病管理分会

开封市中医院　　　　　　　　　　　海南省中医院

北京中医药大学深圳医院

副总主编单位（排名不分先后）

北京中医药大学　　　　　　　　　　南京中医药大学

山东中医药大学　　　　　　　　　　河南大学中医院

黑龙江中医药大学　　　　　　　　　辽宁中医药大学

四川省第二中医医院　　　　　　　　浙江省义乌市中医医院

南阳理工学院张仲景国医国药学院　　湖北省英山县人民医院

河南省中医糖尿病医院　　　　　　　江西省高安市中医院

河南省长垣中西医结合医院　　　　　甘肃省兰州市中医医院

甘肃省兰州市西固区中医院　　　　　河南省开封市儿童医院

河北省馆陶县中医院　　　　　　　　湖北省咸宁市中医院

湖北省武穴市中医院　　　　　　　　中日友好医院

编委单位（排名不分先后）

河南省中医院　　　　　　　　　　　河南省开封市第五人民医院

南阳理工学院张仲景国医国药学院　　河南省郑州市中医院

开封市中医糖尿病医院　　　　　　　河南省项城市中医院

广东省深圳市妇幼保健院　　　　　　河南省荥阳市中医院

山东省聊城市中医院

中国人民解放军陆军第83集团军医院

甘肃省兰州市西固区中医院

成都中医药大学

江苏省扬州市中医院

江苏省盐城市中医院

江苏省镇江市中医院

河北省石家庄市中医院

河南省三门峡市中医院

河南省三门峡市颐享糖尿病研究所

河南省安阳市中西医结合医院

河南省林州市人民医院

广州中医药大学顺德医院附属均安医院

河南省南阳市中医院

河南省南阳名仁医院

河南省骨科医院

河南省濮阳市中医院

四川省南部县中医院

贵州省福泉市中医院

浙江省义乌市中医医院

海南省三亚市中医院

黑龙江省安达市中医医院

湖北省天门市中医医院

湖北省老河口市中医医院

深圳市罗湖区中医院